试管妈妈营养全书

钟影　余丹　主编

四川科学技术出版社

图书在版编目（CIP）数据

试管妈妈营养全书 / 钟影等主编. — 成都 : 四川科
学技术出版社, 2022.4
ISBN 978-7-5727-0091-0

Ⅰ.①试… Ⅱ.①钟… Ⅲ.①试管婴儿—基本知识②
孕妇—妇幼保健—食谱 Ⅳ.①R321②TS972.164

中国版本图书馆CIP数据核字(2021)第050299号

试管妈妈营养全书
SHIGUAN MAMA YINGYANG QUANSHU

主　编　钟　影　余　丹

出 品 人　程佳月
责任编辑　杜　宇
封面设计　夏　霞
责任出版　欧晓春
出版发行　四川科学技术出版社
　　　　　成都市锦江区三色路 238 号　邮政编码 610023
　　　　　官方微博：http://e.weibo.com/sckjcbs
　　　　　官方微信公众号：sckjcbs
　　　　　传真：028-86361756
成品尺寸　170 mm×240 mm
印　　张　12.25
字　　数　245 千
印　　刷　四川省南方印务有限公司
版　　次　2022 年 4 月第 1 版
印　　次　2022 年 4 月第 1 次印刷
定　　价　58.00 元

ISBN 978-7-5727-0091-0

邮　　购：成都市锦江区三色路 238 号新华之星 A 座 25 层　邮政编码：610023
电　　话：028-86361758

本书编委会

主　　编　钟　影　余　丹

副 主 编　谭　玙

编　　委　郭　悦　　刘又姣　　蒋淑娇
　　　　　李媛媛　　万　琪　　陈怡君
　　　　　何　敏

烹饪制作　张迎风

图片拍摄　余　丹

绘　　图　鲜　苗　　肖子柔

序

即使在世界上最长寿的日本冲绳县也很特别。它不仅是日本寿命最长的城市，还是小泽市著名的地区。这里有一种健康和轻松的生活方式，人们的压力和焦虑较低并食用传统的美食。像中国一样，冲绳人经常食用猪肉和油脂，但患疾病的人极少，这可能与他们每日摄入足量的蔬菜和吃八分饱有关。但是，随着食物的西化和快餐的普及，冲绳县的肥胖症在增加，预期寿命将下降到全国平均水平。

像长寿一样，生育率与生活方式密切相关。需要生殖医学治疗的人，尤其是患疾病及肥胖的人，应改善饮食习惯和生活方式，从而提高怀孕和分娩率，提高生活质量和宝宝预期的寿命。

2018 年，我有幸参观了成都西囡妇科医院。先进的设施设备，热情而勤奋的院长和员工，杰出的成就都使我感到惊讶并记忆深刻。本书是由该医院医生及营养部门编写的有关生殖营养的指导书。

在世界范围内，特别是过去的十年中，营养和生殖医学关联方面有了大量的基础及临床研究。即使在接受生殖治疗人数逐年增加的日本，它也是一个能引起人们极大兴趣的领域。对于接受体外受精的女性来说，这是一本非常实用的书籍，从营养的常识到带有大量照片的食谱，每道菜看起来都很好吃而且营养。当然，利于怀孕的食物对大家的健康同样有益，因此，我建议全家人都可共享本书的食谱。

我个人希望本书能很快被翻译成日文，然后再翻译成其他语种，让世界上的每个人都从中受益。祝贺本书出版。谢谢！

日本妇产科医生

母子保健专家　　竹内正人

医学博士

致试管妈妈的一封信

亲爱的试管妈妈:

大家好!

孕育是生命中最美的旅行,对大多数女性而言,都渴望体验一次孕育之旅,拥有一个与自己血脉相连的宝贝。然而天不遂人愿,为人父母的愿望在当代成为了很多夫妻的奢望。近年来全球生育率下降,全世界有多达 1.86 亿人受到不孕症的影响,在发展中国家,不孕症的比例可高达 30%。根据中国人口协会发布的最新《中国不孕不育现状调研报告》显示,我国不孕不育率从 20 年前的 2.5% ~ 3% 攀升到 12.5% ~ 15%,并呈现增长趋势。这是多么庞大的一个群体,我国无后为大的传统观念更是让这一群体陷入悲伤和痛苦中。不孕不育夫妇承受着来自社会和家庭的巨大压力,许多原本幸福的家庭就此蒙上心理阴影,甚至濒临家庭破裂。

1978 年 7 月 25 日,随着世界首例试管婴儿 Louise Brown 的诞生,揭开了人类辅助生殖技术研究的序幕。我国辅助生殖技术也在近 30 年里飞速发展,成功帮助无数不孕不育家庭孕育出自己的宝宝。但到目前为止试管成功率都无法达到完美,很多家庭需要做两次三次甚至多次试管才能助孕成功。

那么问题来了,怎样才能尽快成功怀孕,怎样才能孕育出优秀的后代呢? 答案就摆在这里——夫妻双方必须具有良好的身体条件,提供最佳状态的精子和卵子以及最理想的胚胎孕育环境。

如今科技发达,生活节奏加快,食物获得方式越来越便捷,动动几根指头就可以通过外卖平台得到一顿餐食。经常在外就餐和吃外卖的人数日益增加,随之而来的是各种营养素摄入不均衡和营养不良的问题。例如,肉类、甜食、油脂类摄入过多致体脂超标、超重肥胖问题;错误的减肥方法、不科学节食、挑食、偏食致消

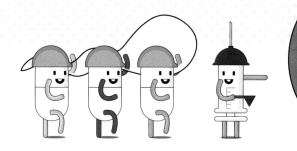

瘦、贫血和微量营养素摄入不足问题；随意食用街边摊、烧烤、垃圾食品等致不洁饮食问题。

2018 年 11 月《全球营养报告》研究表明，全球近五分之一的死亡是由不良饮食习惯带来的，其风险大过空气污染和吸烟。糟糕的饮食习惯是导致人们不健康的主要原因之一，同样也是降低人类繁衍后代能力的原因。人类在长期的进化过程中，已经形成了环境、营养和激素的整合机制，在食物匮乏的情况下我们的生育大门就会暂时关闭，以保证繁殖的有利。这种代谢策略可能是对营养不良环境的适应，但却影响了我们的生育能力。合理的营养摄入对于保存生育力、延缓生殖器官衰老至关重要，可很多人的饮食习惯正在杀死自己。我们需要开始行动起来，关注自己正在吃的食物，养成合理的饮食习惯，满足适合备孕期的营养需求，这也是最经济、最便捷、最轻松的促进受孕的方法。

大部分试管妈妈会特别关注如何吃出健康、吃出营养。她们告诉我们平日里遇到问题便上网查查资料，要是觉得不靠谱就花钱向付费平台提问，但真正专业靠谱的解答方案少之又少。来到营养门诊后，每当我们解决了她们的疑问，她们溢于言表的喜悦之情和发自内心感激满意的微笑，都久久停留在我们心里。

由于试管治疗需要吃药、打针，还需要手术，试管妈妈在整个受孕过程中会比自然怀孕的妈妈经历更多的磨砺，承受更多的压力，无论最终成功受孕与否，大家都是世上最辛苦最伟大的母亲。已为人父母的我们感同身受，真心希望每一个试管妈妈都能够尽快把身体调理好，尽快升级为妈妈。所以想尽我们所能地做些事情，让试管妈妈通过最经济的方式获得最专业的营养指导。于是，编著一本专门针对试管妈妈饮食营养指导专著的想法自然而然地产生了。

《试管妈妈营养全书》经过两年多的筹划终于和大家见面了。我们希望用通俗易懂的讲解方式让大家知道备孕的重要性、科学备孕的方法以及常见疾病饮食调理的方法。本书将整个试管过程分为五个阶段：健康体检阶段、药物促排阶段、手术取卵阶段、胚胎移植阶段以及最后成功怀孕从医院毕业的早孕阶段，每个阶段的饮食注意事项都能在本书中得到详细讲解。

营养价值再高的食材也需要定量食用，脱离了量的把控，再好的质都是纸上谈兵，摄入过多过少都会偏离平衡膳食的原则。在跟试管妈妈接触的过程中我们发现，大家对我们给出的饮食建议和食谱内容都理解并掌握了，可一旦到了实践操作便无从下手。为此，我们编制出五个试管阶段的一日定量营养食谱，把食谱制作成菜肴，配以烹调制作方法介绍，并拍成图片，希望用图文并茂的形式让营养知识落地。

同时本书还列举出五个试管阶段对应的菜谱，每个菜谱的食材搭配、食材用量以及烹饪制作方法，我们都尽量考虑周全、字斟句酌，用呕心沥血来形容也不为过。全书菜谱多达上百种，如果每天参照本书制作 1～2 个菜肴，按常规治疗周期 2～3 个月计算，这本书可以陪伴大家度过整个试管的每一天。

由于水平、经验所限，本书存在诸多不足，恳请大家批评指正，以便日后更新。

每个生命来到世界上都不容易，每个试管妈妈的付出都是值得的。

希望在身体播种，梦想在前行路上。

让大家尽快拥有自己的宝宝，将是对我们付出的最好回报。

希望此书能陪伴大家，从二人世界，走到三口四口之家。

钟影　余丹

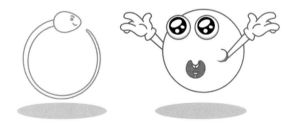

目 录

第一部分
试管妈妈
科学备孕方法

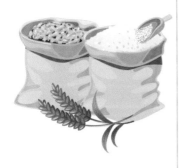

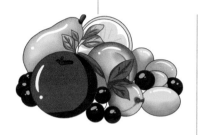

第二部分

试管五阶段
膳食营养指导

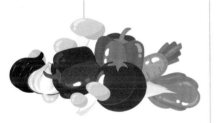

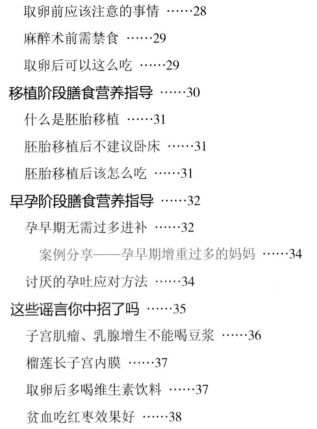

第三部分

**营养食谱
和制作方法**

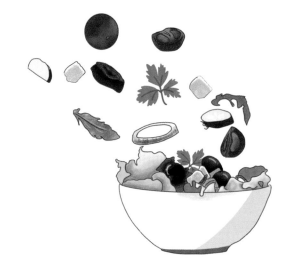

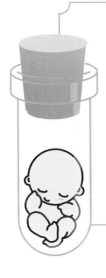

第一部分

试管妈妈
科学备孕方法

试管过程是被人为干预的过程，其成功率受到诸多因素的影响。除技术、药物因素外，试管妈妈的身体条件是影响成功率的重要因素之一。将身体进行有效管理，有计划、有准备地开启备孕历程将是成功受孕的关键。一分耕耘一分收获，前期备孕越充分，试管过程会更顺利、更轻松，也更容易孕育出一个健康又聪明的宝宝。

先来做一个小测试，以下条目你都占了几条？

1. 体重不足（BMI $<$ 18.5 kg/m^2）或者超重（BMI $\geqslant$ 24.0 kg/m^2）。
2. 经常节食。
3. 饮食及生活作息不规律。
4. 运动量过大。
5. 严重挑食。
6. 素食主义饮食。
7. 长期严格限制脂肪摄入。
8. 膳食补充剂（维生素片等）使用不当。
9. 饮酒、吸烟。
10. 服用违禁药品。
11. 每天摄入咖啡因超过 300 mg。
12. 每天睡眠不足 8 小时。
13. 长期处于高压力状态，有不良情绪。

上面的 13 个条目是权威专家总结的不孕症女性共有的不良生活习惯及饮食习惯，条目占得越多，越不容易怀上孩子。已经有科学研究证明，长期不良的饮食及生活习惯会导致月经周期紊乱（无排卵）或闭经、生育能力下降，不但影响自然受孕和试管结局，还会增加自然流产、孕期并发症（妊娠期高血压、妊娠期糖尿病等）、胎儿窘迫、巨大儿及早产的风险。因此需要我们在怀孕前将身体调节到一个最佳的状态。

想要孕育一个健康聪明的宝宝需要提前准备，为了成功受孕和避免不良妊娠结局，试管妈妈需要接受健康体检和个体化的膳食、生活方式指导，具体做到以下几点：

1. 进行孕前遗传、慢性疾病和传染性疾病等相关检查，重视反映营养状况的相关检查，如血红蛋白、血浆叶酸、尿碘等的检测。
2. 均衡营养，合理选择运动方式，保持适宜体重，改变不良生活习惯。
3. 避免接触生活或职业环境中有毒、有害物质。
4. 缓解精神压力，保持心情舒畅。

备孕应该从什么时候开始

最佳的备孕起点是至少提前 3 个月，最好提前 6 个月。试管妈妈的备孕起点也是一样，如果前期还没有行动起来，那就从去到生殖中心的第一天开启备孕历程吧。条件好的生殖中心配有营养师，可在营养师的指导下进行饮食及生活方式的调整。

之所以需要 3～6 个月的时间来备孕，是有科学依据的。

1. 卵子生长周期长达 3 个月，做试管最后取出的卵子早在 2～3 月前就已开始逐渐发育。

2. 平时一些不健康饮食习惯和生活方式，如不吃早餐、爱吃外卖、熬夜、不爱运动等，需要 3～6 个月的时间慢慢调整。

3. 有些影响怀孕及威胁健康的疾病需要 3～6 个月的时间进行治疗及调理，如痛风、胰岛素抵抗、血糖异常、甲状腺功能减退等疾病。

备孕需要均衡营养

❖ 均衡营养让试管妈妈更易受孕

常有试管妈妈向我们提出这两方面的问题：

"我 B 超监测显示无优势卵泡，是因为营养不良吗？我吃点什么可以让我的卵泡发育更好？"

"我已经做了两次试管都显示胚胎没有着床，又查不出什么原因，再次做试管前我是不是应该先补充营养调理好身体？"

每次听到这些问题我们都非常欣慰。能提出这些问题，是因为她们明白良好的营养状况对孕育生命的重要性。多方面研究报道均显示，备孕阶段通过调节身体营养状况，可以提升受孕成功率。

从精子、卵子形成，到精卵结合受精然后成功着床，再到胚胎正常发育，每一个阶段都需要动用体内大量的营养物质，保证身体足够健康才能抵御各种不良情况的发生，顺利完成生命的繁衍。

对怀孕来说，维持下丘脑—垂体—性腺轴系的正常功能至关重要。我们吃进去的各种营养素通过参与神经内分泌通路和生殖激素代谢，影响这个轴系的平衡，饮食紊乱和营养不良将会导致生殖功能紊乱和损害。比如，维生素A可以促进生殖相关激素的合成，保护卵子和避免卵子氧化损害；优质蛋白质可以降低高胰岛素血症发生；而高脂膳食会影响卵母细胞质量。

❖ 均衡营养让妈妈和孩子都更健康

一般人往往认为孕期营养比较重要，对孕前吃什么不重视，怀孕后才开始去调养身体。其实孕前营养状况会直接关系孕育和哺育新生命的质量，并对女性本身及其下一代的健康产生长期影响。国际上著名的"健康与疾病的发育起源"DOHaD理论认为：妈妈孕期的营养不良对孩子的影响不仅仅表现在出生阶段，更严重的会增加孩子成年后患肥胖、糖尿病、心血管疾病的发病率，这种影响甚至会持续几代人。

孕早期大多数孕妈妈都存在或轻或重的妊娠反应，如食欲不佳、食量减少、恶心、呕吐，导致营养摄入不足。而这期间胎儿各个重要器官分化完成，需要从妈妈那里获得足够而齐全的营养素，如果这些营养素能在孕前有充足的储备，等到过了早孕反应严重阶段，正好能够安全过渡到孕中期，就能保证胎儿营养的持续供给。

重视备孕期营养状况，不仅能让试管妈妈安全轻松地度过整个孕期，还能有效预防宝宝出生缺陷，降低孕期并发症的发生风险，让妈妈和孩子都更健康，同时也能有效降低疾病负担，可谓事半功倍。

备孕需要健康体重

❖ 消瘦、超重及肥胖增加不孕几率

消瘦的人不孕多因脂肪含量过低导致不能维持正常排卵。大约1.5%的女性患有"体重相关性闭经"，保证一定脂肪含量是女性生殖功能发育的前提，机体需要适当的脂肪量才能启动青春期发育、维持排卵和承担妊娠。

肥胖的人不孕多因高胰岛素血症、胰岛素抵抗、高雄激素血症等内分泌紊乱造成

排卵障碍而不孕。一项前瞻性研究发现，超重女性生育能力下降达 8%，肥胖女性下降达 18%。

❖ 消瘦、超重及肥胖降低试管成功率

低体重女性接受药物促排卵时发生卵巢过度刺激综合征（OHSS）的风险较高；一旦出现 OHSS，往往程度都较严重，从而影响试管进程及降低试管成功率。

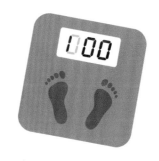

一项针对 35 岁以下女性的研究表明，超重及肥胖者比体重正常者，优质胚胎率和临床妊娠率明显降低。这是因为肥胖女性卵巢对促性腺激素（Gn）刺激的反应性和敏感度下降，导致试管治疗时 Gn 用量增加，促排时间延长；同时肥胖多伴随胰岛素抵抗，导致卵泡成熟障碍，卵母细胞质量下降，空泡率提高。

❖ 消瘦、超重及肥胖增加不良妊娠结局风险

低体重女性往往存在慢性营养不良的问题，很多宏量及微量营养素缺乏，这些元素在孕早期胎盘和胚胎发育中具有重要作用，缺乏后容易导致早产等不良妊娠结局发生，同时也易出现新生儿低体重、婴幼儿营养不良、小于胎龄儿的情况发生。

母体孕前及孕期的肥胖均与孕期合并症及不良妊娠结局相关。近期不良影响包括妊娠期糖尿病、妊娠期高血压、子痫、早产、死胎、巨大儿、过期产、剖宫产、先天畸形等；远期不良影响包括产后母体及子代肥胖，增加母婴罹患 2 型糖尿病、高血压及其他代谢综合征的风险。

❖ 什么是适宜体重水平

评价体重最常用也是世界公认反映肥胖程度的指标是体质指数（BMI）。我国标准 BMI 在 $18.5 \sim 23.9 \, \text{kg/m}^2$ 为正常，小于 $18.5 \, \text{kg/m}^2$ 为消瘦，大于等于 $24 \, \text{kg/m}^2$ 为超重，大于等于 $28 \, \text{kg/m}^2$ 为肥胖。计算方法如下：

$$\text{BMI} = \text{体重（kg）} \div \text{身高的平方（m}^2\text{）}$$

另外，腰臀比、腰围、体脂率也是衡量机体脂肪组织重要的指标。一些体重正常，但体脂和内脏脂肪超标的试管妈妈，出现胰岛素抵抗、内分泌失调及心血管疾病的风险会增大，需要适度降低体脂含量后才适合怀孕。

❖ **合理的增重方法**

首先应该找找是什么原因导致体重不足，是进食量过少、消化吸收能力差、疾病影响，还是遗传因素。常有试管妈妈跟我们提到："我吃得挺多，可怎么不长肉？"

这时需要仔细衡量真实的进食量并评估饮食结构，很多看似合理的饮食方式并不一定正确；如果存在消化系统疾病影响体重增长，需要让消化科医生排查胃肠问题，完善相应检查，找到问题根源。

增重具体措施

◎ **少量多餐：** 每日3顿正餐间增加2～3次加餐，以增加热量摄入。比如在上午10点、下午3～4点、晚上8～9点间进食，可选择酸奶、全脂牛奶、坚果、燕麦片、水果等食物。

◎ **每餐多吃一点：** 每餐多吃几口主食，多吃几块瘦肉，但不要为了增重一次性吃得过多，把胃撑得满满的反而会影响食物消化。

◎ **聪明搭配食物：** 比如选择米饭而非米粥、喝酸奶时配上坚果、吃面包时加一片奶酪或者肉类，以增加热量摄入。

◎ **不在进餐时喝汤水：** 汤水会占据胃部空间，让原本胃口小的人无法摄入到足量食物。

◎ **菜式多样：** 经常变换烹调的方式及口味，以增加食欲。

◎ **饮食宜清淡：** 烹调用油、调味料不要放太多，多余的脂肪及辛辣调料会让消化吸收变得更差。

◎ **适量运动：** 增加进食量的同时，需配合适量运动；健康增重以每月体重增加1～2kg为宜，直至达到健康体重；避免长时间剧烈运动，把好不容易吃进去的能量又大量消耗掉。

◎ **适当选择营养素补充剂：** 如复合型维生素矿物质补充剂、乳清蛋白粉等。

消瘦职场女性的增重经历

一个高知女性的经历让我记忆犹新，那是两年前一个名叫小林的病人。由于长期高强度工作，她经常没办法好好吃饭，下午两三点吃午餐是常态；餐食质量不高，一根巧克力棒或者外卖就应付一顿；长期熬夜加班，生活不规律，每天睡眠时长不足6小时。

到了35岁，事业有成，小林开始计划要孩子。备孕一年不孕，最终来医院寻求通过试管受孕。第一次看诊时，身高160 cm的她体重只有40 kg，患有慢性胃炎，当时被判定为卵巢早衰，试管成功率较低。

在给她讲解身体调理的方法时，她听得很认真，这是一个良好的开端。1个月后复查，她增重1.5 kg，胃口和睡眠都较前有了明显改善。看到自己努力后的进步，小林变得更有动力，坚持按照我们给的饮食及生活方式的建议去调理身体。按时吃饭，不吃外卖和不健康零食，不熬夜，每天睡够8小时。后来，她坚持每半月来门诊复查一次，调理3个月总增重4 kg。整个试管过程都比较顺利，来院后第3个月她开始注射促排药物，促排后第14天成功取出11颗卵子，胚胎移植后第14天验血示人绒毛膜促性腺激素升高，第28天B超提示单胎成功受孕。当晚，她激动地给我们打电话报喜致谢。

❖ 科学的减重方法

超重及肥胖的试管妈妈需在做试管前适度减重，研究证实，减重5%～10%即可改善生殖系统相关激素及代谢相关指标水平。

备孕阶段应使用科学的减重方法，特别是即将要进入试管周期前，应避免通过不合理的节食减重。因为大多数超重及肥胖的人饮食结构存在问题，喜欢吃偏油偏甜的食物，导致营养素摄入不均衡和微量营养素摄入不足。如果再通过极端节食方法减重，发生营养不良的风险会增加，对怀孕来说更不利。如果已通过这种方法减重，最好调养身体一两个月再开始做试管。

近年来，一种低碳水化合物饮食模式在肥胖和超重人群体重管理中效果显著，这种方法既能减轻体重，又能降低血糖、胰岛素、甘油三酯和血压水平。但不是所有人

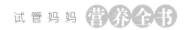

都适用，能否使用需要咨询有经验的医生或营养师，并在他们的指导下合理安排饮食。

减重具体措施

◎ **控制总能量：** 管住嘴巴，本来已经吃饱了还要再吃几口，不想长胖都难。

◎ **减少烹调用油量：** 全天烹调用油量控制在 20 g 以内，不用猪油、牛油等动物油脂，选用植物油烹饪食物，如玉米油、菜籽油、花生油等。

◎ **不吃油煎、油炸食品：** 烹调方式多以蒸、煮、清炖为主。

◎ **限制饱和脂肪酸和胆固醇：** 不吃肥肉、动物内脏、脑花、鱼子等。

◎ **增加膳食纤维：** 膳食纤维可有效降低血脂水平，还可增加饱腹感，高膳食纤维的食物有各种粗杂粮和绿叶蔬菜等。

◎ **避免高糖食物：** 如糖果、糕点、含糖饮料、冰淇淋等。

◎ **保证优质蛋白质：** 可选择低脂肪含量的鱼类、兔肉等肉类食物；每周进食两三次鱼类，特别是海鱼类可有效降低血脂水平，如秋刀鱼、鳕鱼、龙利鱼、罗非鱼（汞含量低，安全性高）；如果没办法摄入到足量的肉类食物，可用大豆制品（豆腐、豆浆、豆干）及脱脂奶制品作为补充。

◎ **保证维生素和矿物质：** 每日摄入蔬菜 300 ～ 500 g，水果 200 ～ 350 g；尽量选择低糖分水果，在两餐间作为加餐食用；适量补充复合维生素矿物质膳食补充剂，以预防微量营养素摄入不足。

◎ **改变不良饮食习惯：** 比如无规律进食、暴饮暴食、边看电视边吃零食、夜间加餐等。

◎ **选择中等到高等强度运动：** 如慢跑、快走、游泳、跳健身操、打球，每周运动 4 天以上，每次持续 1 小时；循序渐进，不可一次性长时间剧烈运动，避免身体出现不适。

◎ **每周监测体重变化：** 买个体重秤，持之以恒。

◎ **不要追求过快的减脂速度：** 体重快速下降，也更易快速反弹，同时出现代谢紊乱。

备孕需要改变不良生活方式

生活规律混乱、精神压力巨大都会严重影响生育能力。为了达到最佳的备孕状态，试管妈妈最好在孕前半年就开始调整生活习惯，早睡早起、每日充足睡眠、避免熬夜、戒烟禁酒并减少咖啡因的摄入。

❖ 早睡早起，不熬夜，作息规律

熬夜导致的睡眠不足易造成神经内分泌紊乱、卵巢功能下降，进而诱发不孕。从备孕开始我们就应该遵循规律的作息，保证充足睡眠，每天同一时间入睡，同一时间起床，最好每晚 11 点之前上床睡觉。

❖ 改掉不良嗜好，戒烟禁酒

长期大量吸烟及饮酒是导致男性生育能力下降甚至不育的重要原因之一，烟酒同样会降低女性生育能力。烟酒中的有害物质可导致子宫内膜成熟受损，扰乱血管生成和滋养细胞浸润，导致受孕失败，流产风险增加；孕前烟雾化合物暴露会对卵巢储备产生不可逆转的有害影响；被动吸烟者吸入的侧流烟雾，由于燃烧不完全所含毒性物质比主流烟雾更高。因此，备孕试管妈妈应远离吸烟环境，不要在有烟雾的房间停留。

❖ 减少摄入咖啡因

备孕期可以喝咖啡，含有咖啡因的食物如巧克力也可以吃，但需限量食用。研究表明，大量饮用咖啡的女性更容易患不孕症，怀上孩子用的时间会更长。摄入大量咖啡因还会增加自发流产、先兆子痫、胎儿畸形、宫内发育迟缓、低体重出生儿等风险。因此，试管妈妈备孕期的咖啡因摄入量最好控制在 100 mg/d 以内。

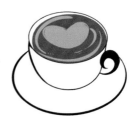

食品中咖啡因含量

食品名称	总量	咖啡因含量（mg）
速溶咖啡	一杯（240 ml）	90~200
浓缩咖啡	30 ml	45~75
拿铁/摩卡	一杯（240 ml）	63~175
红茶	一杯（240 ml）	47左右（中等浓度）
绿茶	一杯（240 ml）	25左右（中等浓度）
可乐	360 ml	35
黑巧克力	30 g	23
牛奶巧克力	30 g	5

❖ 减少摄入腌腊及烧烤食品

备孕期应尽量少食用或不食用腌腊、烧烤以及膨化食品。烧烤、烟熏食品中含有的苯并芘，腌腊制品在腌制过程中产生的亚硝酸盐都是有毒有害物质，长期大量食用会诱发消化道疾病、甲状腺肿大、癌症，还会对我们敏感的生殖器官造成不可逆的伤害。

膨化食品是高热量、高脂肪、低膳食纤维的食品，大量和长期食用会造成脂肪、热量摄入过量，微量元素摄入不足。在生产膨化食品的过程中使用的各种添加剂对人体无任何营养价值，摄入过多还会影响我们胃肠消化酶的正常分泌，降低小肠的吸收能力。

❖ 减少环境中有毒有害物质侵害

女性生殖系统中的卵巢担负着产生激素和生殖的双重作用，是人体最敏感的器官之一。每月一次卵巢周期性变化，即卵泡的生长发育、排卵、黄体生成对不良环境因素的刺激非常敏感。

平日接触到的化妆品、染发剂、室内装修材料及大气中的有毒有害物质，常含有铅、镉、砷、汞、苯及甲醛，这些物质可损害卵巢功能，又可引起卵母细胞染色体畸变，造成自然流产及胎儿畸形。

试管妈妈备孕过程中应尽量减少使用化妆品、染发剂，装修的新房应通风半年以上方可入住，减少不良环境中有毒有害物质对身体的侵害。

❖ 减少在外就餐次数

如今越来越多的人选择在外就餐，据 2012 年中国营养与健康调查数据显示，我国 6 岁及以上居民在外就餐比例高达 35.5%，城市居民比例更高达 42.2%。餐饮店为了吸引顾客，将味道做得很重，会添加过量的油、糖、盐，它们是导致我们发胖和生病的原因之一。路边摊食物直接暴露在街边，会有空气中各种漂浮物、汽车尾气、烧烤摊烟尘等问题存在。还存在农药残留、腐烂变质、原料不新鲜及不明添加剂滥用等问题。因此需要我们减少在外就餐次数，少吃外卖食品，回到家中自己挑选新鲜的食材，自己动手烹制食物，自己把控油、盐、糖用量，这样才能让我们吃到更为健康新鲜的食物，有效减

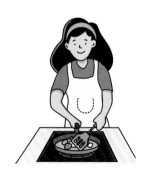

少食源性疾病的发生，更重要的还可以保护我们的生殖功能。整个做饭过程还可增进夫妻及家人的感情，增添许多生活乐趣，何乐而不为呢。

备孕需要规律适量的运动

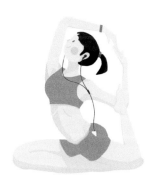

合理营养加上适量的运动，可以帮助我们保持每日能量摄入与消耗的平衡、维持健康体重、增强心肺功能、改善机体代谢、改善胰岛素抵抗。同时运动还有助于我们释放压力、改善睡眠质量，为孕期做好充分的体能准备。

需注意备孕期运动量不宜太过，长期进行超过一般生活规律的大运动量，会影响女性生殖内分泌系统功能。女运动员在生殖内分泌方面异常情况的发生率明显高于一般女性，具体表现为月经失调、闭经、习惯性流产及不孕等。

每周累计 150 分钟的中等强度有氧体力活动及每周 ≥ 2 天全身肌肉强化活动是适宜的。快走、慢跑、游泳是比较适合女性孕前的有氧运动，运动时间可以分成多次进行，但每次不能短于 10 分钟。肌肉强化活动要求运动到机体的每一个主要肌肉部位，包括腿、手、臀部、背部、腹部、胸部和肩部。每一个部位的活动最好重复 8 ~ 12 次，8 ~ 12 次为一组，每次至少 2 组，做到力竭为止。大家一起动起来吧，循序渐进，养成规律的运动习惯。

备孕需要好心情

多年不孕，加上对助孕过程的恐惧及对助孕结果的期待，绝大多数试管妈妈会出现焦虑、抑郁、不自信、失去希望等表现。心理压力会降低卵巢对促性腺激素刺激的敏感性，降低卵子质量和胚胎质量，从而对妊娠结局造成不利影响。此外，不良情绪对食物的摄入和消化吸收同样产生影响，导致营养不良风险增加。心理压力越小，对卵子形成及胚胎质量越有促进和提高作用。因此试管妈妈在试管进程中应学会自我情绪调节，保持良好的心情和心态。

案例 分享

坏心情的影响

小杜，25岁，身体健康，性格偏内向，容易焦虑。她按着我们给出的建议调理身体，体重、体脂率、骨骼肌含量均在正常范围内。小杜的促排过程非常顺利，一次成功取到15颗卵子，配成10个优胚，取卵后第3天鲜胚移植，移植前子宫内膜情况及激素水平各方面都不错，可移植后胚胎没有成功着床。

拿着检查报告单，小杜来到门诊，在我们面前伤心地哭了。她告诉我们，她太想怀孕了，压力太大了，做试管以来常常胡思乱想，移植后更是过度担忧。担心自己会不会发生腹水、胚胎能不能成功着床、能不能成功怀孕、孩子会不会健康。整夜睡不着，吃饭没胃口，10天时间就瘦了2 kg。

因此建议大家，选择做试管前一定要对做试管这个事情有一个全面的了解，做好心理准备。虽然试管成功率还不能达到100%，但在越来越先进的技术及良好的营养保障下，成功率将越来越高；不要过多患得患失，怨天尤人；也不要觉得自己做试管是什么见不得人的事情，坦荡接受；有不明白不清楚的地方多跟医生沟通，不要胡思乱想；最后，我们需要保持一颗平常心，静待花开。

走在备孕路上的试管妈妈们，从来不是娇弱的花朵。

大家是养花人，拥有整个花园。

给试管妈妈的15条营养忠告

根据最新最权威的膳食指南和平日的临床工作经验，我们归纳总结出以下15条适合试管妈妈备孕的饮食建议。

1. 食物多样化：每天至少12种，每周至少25种。食物多样化不难实现，比如炒肉时搭配青椒、胡萝卜、木耳等蔬菜，这样一个菜品便可摄入到4种食物。

2. 足量饮奶：每天喝奶300 ml；超重及肥胖者选择低脂纯牛奶、脱脂纯牛奶或者无糖酸奶；喝奶容易腹痛、腹泻的乳糖不耐受者宜选择低乳糖奶。

3．放心吃豆制品： 豆浆、豆腐等豆制品会让卵泡发育更好，每天吃进相当于 15 g 大豆做成的豆制品是适宜的。

4．吃适量鱼、禽、蛋、瘦肉： 如果不过敏，每周摄入 1 ～ 2 次低汞海鱼，超重及肥胖者也需要吃肉，不吃肉不会让你瘦的更快，反而会让你生育能力下降更快。

5．多吃深色蔬菜： 深绿色、橘红色、紫色和黑色蔬菜，如菠菜、西兰花、胡萝卜和菌藻类的木耳、香菇等，它们的维生素和矿物质含量更高，而且含有更多的植物化合物，能有效提升生育能力。

6．常吃水果： 水果每天吃，种类经常换。

7．每天吃一小把坚果： 如核桃、花生、腰果等都是抗卵巢衰退的佳品。

8．补充叶酸： 最迟应从孕前 3 个月开始补充叶酸。

9．常吃含铁丰富的食物： 如动物血、肝脏及红肉等，同时摄入含维生素 C 较多的蔬菜和水果；明确诊断为缺铁性贫血的女性需在医生指导下服用铁剂。

10．坚持选用碘盐： 每周食用 1 次富含碘的食物，如海带、紫菜、贻贝（淡菜）；如果患甲状腺相关疾病需咨询专业医生是否补碘。

11．不要摄入太多糖： 蜂蜜再好也是糖。

12．炒菜少放油： 不用动物油，凉拌菜可选用橄榄油、亚麻籽油。

13．减少在外就餐： 尽量在家吃饭，减少点外卖的次数。

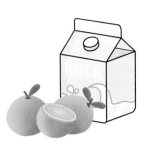

14．学会看食品配料表： 通过解读配料表和营养标签，选择健康食品。

15．保证每天足量饮水： 以白开水为主，达到 1 500 ～ 1 700 ml。

给上班族试管妈妈的10条健康建议

1．重视早餐： 不吃早餐易患消化道疾病、胆结石及贫血，还可导致肥胖。

2．定时吃饭： 如果预知自己不能按时吃饭，要提前补充能量，以防身体透支。

3．适当加餐： 当感觉体力不支、头昏、想睡觉、工作效率降低时可适量加餐，奶制品、水果、坚果、低能量的苏打饼干都是不错的加餐选择。

4．减少在外就餐次数： 如果自带饭，除绿叶蔬菜不宜过夜外，其他食物只要能够做到合理保鲜储藏是可以过夜的，第二天再彻底加热后食用。

5．合理搭配食物： 不可只吃一碗面或者用水果替代正餐，长此以往易出现营养不良。保证富含优质蛋白的肉、蛋、奶类以及足量的主食和蔬菜，避免高油脂、高糖分和太过辛辣刺激的食物。

6. 足量饮水：水杯常放在身边，不要等到口渴再喝水。以白开水为主，不喝甜饮料及含糖分高的果汁。

7. 不要久坐：最好每间隔 1 个小时就起来走动走动，上个卫生间、接杯水喝，再在办公区域内走动几分钟。

8. 抽时间坚持锻炼身体：选择适宜的运动方式，如慢跑、快走、骑车、游泳等都是不错的健身方法，达到每日 6 000 步的运动量，相当于快走或慢跑 40 分钟、骑车 40 分钟、游泳 30 分钟。

9. 规律作息：避免熬夜，每晚 11 点前入睡，让身体得到很好的休息。

10. 放松心情：学会适度调节，缓解工作压力，周末休息时和家人朋友一起做一些自己感兴趣的事情，愉悦心情。

备孕需要夫妻双方一起努力

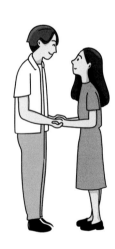

试管夫妇在备孕这条路上会比一般家庭付出更多的身心准备。试管过程要经历体检、促排、取卵、移植等多个阶段，短则两三个月，长则一两年，甚至更长，考验大家的意志，考验大家的身体素质，更考验夫妻感情。试管过程中，女方在身体及心理上承受的痛楚与压力都比男方要多得多。因此，需要丈夫给予妻子多一些的陪伴、安慰和鼓励，让妻子在幸福快乐中勇敢面对试管过程中的点点滴滴。同时丈夫也需要明白怀孕不只是女方的事情，也不只是女方提供一颗卵子，男方提供一颗精子这么简单，需要丈夫和妻子共同努力，携手并肩同行，同甘共苦，才会收获更大的成功。

宫崎骏《悬崖上的金鱼姬》有一句台词，送给大家：

"爱是需要付出代价，爱是需要担当，爱是需要努力争取，爱是需要你为了对方而放弃一些事情，并改变自己。"

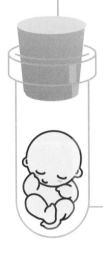

第二部分

试管五阶段
膳食营养指导

说起营养，很多人觉得它只是一个简单的吃的问题。多喝汤、多吃肉，还怕营养不够？我们曾给很多人设计过备孕食谱，调查过饮食摄入情况，其中绝大多数人按照现有的生活习惯和饮食习惯，都没能达到平衡膳食和均衡营养的要求。因此，我们归纳总结出了试管治疗周期中体检、促排、取卵、移植、早孕五个阶段的营养饮食建议及注意事项。

体检阶段膳食营养指导

体检阶段是试管治疗周期中的第一个阶段，如果还没有开始备孕，那么此阶段正好是备孕的起点，合理有效地利用这段时间将身心都调节到最佳的状态才是迎接新生命到来最好的准备。

不要认为孕前体检是走过场，体检的目的是生育能力及身体状况的评估。通过体检发现影响受孕及不适合怀孕的疾病，积极治疗，避免带病怀孕，并在此阶段评估营养状况，纠正可能的营养缺乏。

体检阶段饮食调理需从以下几个方面考虑：

1. 补充叶酸，预防胎儿神经管畸形。

2. 为整个孕期做好铁和碘等营养素的储备。

3. 调整不合理的饮食结构和饮食习惯，纠正营养素缺乏导致的营养不良。

4. 调理胃肠功能，促进营养物质的消化和吸收。

5. 调理身体异常的代谢水平，如高血糖、高血脂、高尿酸血症等。

6. 调节过轻或过重的体重至适宜怀孕的范围。

❖ 叶酸是必须补充吗

很多人都知道要怀孕了需要服用叶酸补充剂，但是对为什么需要补充，从何时开始补充，如何服用等问题却知之甚少。

为什么需要补充叶酸

叶酸是一种水溶性维生素，人体本身并不能合成和储存，需要每天从食物中获取，人若在一个星期内不补充叶酸，其体内的叶酸就会消耗殆尽。

叶酸缺乏会增加胎儿神经管畸形（Neural Tube Defects，NTDs）的风险，NTDs

是指胚胎发育早期神经管闭合不全所引起的一类先天缺陷，主要临床类型包括无脑、死产、脊柱裂和轻度脑膨出。

叶酸缺乏还与唐氏综合症、自闭症、尿道裂、先天性心脏病、兔唇、巨幼红细胞贫血有一定关系，还与母体发生胎盘早剥、贫血以及妊娠高血压等疾病发生相关。怀孕后前3个月是胚胎神经管发育的敏感期，保证这一阶段叶酸在体内有较高的水平可使脑、脊柱及其他器官正常发育从而避免损伤。研究表明，增补叶酸将生育神经管缺陷的后代发病风险下降了70%以上。

只从食物中获取叶酸够吗

富含叶酸的食物有动物肝脏、豆类、深绿色叶类蔬菜、水果及坚果类，在备孕阶段试管妈妈需要经常、大量食用这些食物，否则无法达到机体对叶酸的需要量。因为天然食物中叶酸的存在形式不利于人体吸收，生物利用度仅为50%，在烹调加工过程中还易分解。相对而言人工合成的叶酸补充剂稳定性更好，生物利用度可高达85%，因此每天服用叶酸补充剂是简单高效获取叶酸的方式。

叶酸补充剂服用起止时间

中国营养学会于2016年5月颁布的《中国居民膳食指南（2016）》中指出，准备怀孕前3个月开始每天补充叶酸，并持续整个孕期。研究表明，每天服用0.4 mg叶酸，坚持4周，体内叶酸缺乏状态就能得到改善，如果持续补充3～6个月，红细胞内叶酸浓度就能达到有效水平和稳定状态。因此，为了达到体内稳定和有效的叶酸水平，试管妈妈们至少要从试管体检阶段开始每日补充叶酸，并持续整个孕期，中间不可停顿。

叶酸补充剂推荐摄入量

市面上叶酸补充剂种类繁多，有单一叶酸片，有含叶酸的复合维生素片。每片的叶酸含量不一，大致有0.2 mg、0.4 mg、0.8 mg、1 mg四种规格。目前我国建议叶酸的补充剂量为每天0.4 mg或者0.8 mg，最多不超过1 mg，但既往生育过神经管畸形胎儿的女性应将叶酸补充剂量增加。有研究显示与每天补充单一叶酸0.4 mg相比，每天服用含0.8 mg叶酸的复合维生素可以更快达到预防神经管缺陷的阈浓度，对降低总的出生缺陷率更为有效。

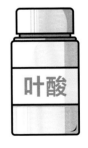

叶酸虽好，也要避免过量摄入。天然食物中的叶酸不存在摄入过量而致中毒的问题，但长期摄入大剂量合成叶酸可产生一些毒副作用，如干扰锌的吸收，导致锌缺乏。一些食品如孕妇奶粉中也含有叶酸，需要计算出每天补充叶酸的总量。

叶酸补充剂正确的服用方法

叶酸最好和食物一起食用会有更高的吸收和利用率，因为营养素本来就是食物中的正常成分，因此建议随餐或餐后立即服用。

需要注意一个问题，如果服用叶酸后出现月经不规律，周期紊乱，或者其他身体不适表现，请告知有经验的医生或营养师为你提供解决方案。

❖ 纠正缺铁性贫血很重要

铁的重要性

育龄女性是比较容易缺铁的，据相关报道显示育龄女性铁缺乏的患病率高达34.4%。怀孕前如果缺铁，易导致孕妈妈缺铁性贫血、孕期体重增长不足，还易导致胎儿生长受限、早产以及新生儿低出生体重。母体血清铁是胎儿获得铁的唯一途径，母体铁储存耗尽时，胎宝宝铁储存也随之减少，因此试管妈妈需要在孕前纠正缺铁和贫血后再怀孕。

试管体检阶段会抽血检查，血红蛋白及血清铁蛋白都是反应铁储备的敏感指标。如果低于正常范围，应在医生或者营养师指导下通过正确的方法及时纠正，尽量将孕前血红蛋白调整到 120 g/L 以上。

铁的食补方法

含铁丰富的食物有很多，如深色蔬菜，但其吸收率远不及动物血、肝脏及红肉中的铁。为了保证铁的摄入，试管妈妈每日可食用瘦肉 50～100 g。动物肝脏由于胆固醇、饱和脂肪酸较高，不建议经常大量食用，每周一次动物血或畜禽肝肾 25～50 g 即可。同时注意多摄入富含维生素 C 的蔬菜和水果，以促进铁的吸收和利用。

服用铁剂注意事项

已经诊断为缺铁或缺铁性贫血的试管妈妈需在医生的指导下服用铁剂。最常用的铁剂有硫酸亚铁、葡萄糖酸亚铁等。它们补铁效果较好，但服用后易出现腹痛、便秘、腹泻、恶心等胃肠不适。如果放在进餐时或餐后立即服用，可减轻这些身体不适。食物中的多酚、植酸等物质会影响铁的吸收，因此不宜用茶水送服铁剂。此外，钙也会影响铁的吸收，铁剂不要和钙片、牛奶同时服用，需要间隔 2～3 小时。

❖ 缺碘损害不可逆

碘的生理作用

碘在体内主要参与甲状腺激素的合成，甲状腺激素调控着人体的物质代谢，影响着生长发育，尤其是神经系统发育。妊娠早期是胎儿大脑的快速发育期，此时胎儿的甲状腺功能尚未建立，大脑发育所需的甲状腺激素主要来自母体，若此时母体缺碘，就会影响神经细胞的增殖分化，导致脑蛋白合成障碍，影响智力发育，还会增加流产、死胎风险。因此试管妈妈需要在孕前就做好充足的碘储备，如果怀孕后才开始补碘，易错过最佳补碘时机，对胎儿大脑发育造成不可逆的损害。

光吃碘盐够吗

我国的食盐都是进行了碘强化的，一般每千克食盐强化碘量为 25 mg，按每人每日食盐摄入量 6 g 计算，考虑碘的烹调损失率约 20%，每天能从碘盐中摄入的碘大致是 120 μg，这个量刚好达到我国备孕女性碘参考摄入量，因此试管妈妈们坚持每日选用碘盐是必需的，这是获取碘元素最经济最简单的途径。

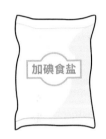

怀孕后对碘的需求量比非孕时增加近 1 倍，加上受早孕反应的影响导致碘摄入不足，试管妈妈在体检阶段碘的摄入量最好能略高于参考值。因此，坚持选用碘盐外，每周需再摄入 1 ~ 2 次富含碘的海产品，以增加碘储备，如海带、紫菜、海鱼、海虾、贝类等。

患有甲状腺疾病的人能补碘吗

很多患甲状腺疾病的人都谈"碘"色变，其实不然，应根据疾病的具体情况区别对待。患有甲状腺功能亢进（甲亢）患者，需严格控制每日碘摄入量；而因缺碘导致的甲状腺功能减退（甲减）患者，可通过加碘盐、含碘食物适量补充。尿碘目前是评价和监测碘营养状况水平的最佳指标，能否吃加碘盐、含碘食物，可以根据尿碘来评价，并咨询专业医生。

❖ 调理胃肠功能必不可少

常见的消化道疾病如慢性胃炎、十二指肠溃疡、肠炎易引起胃肠功能不良，表现为胃痛、胃酸、胃胀、嗳气、恶心、腹泻或便秘。长期患病会影响食物的消化吸收，导致营养物质缺乏，出现贫血和消瘦等症状，免疫功能、代谢功能和内分泌功能也会受到影响。一些平日无明显胃肠不适但体重偏轻、体脂含量不足的人，存在消化吸收障碍的可能性较大，也需要在孕前开始调理。治疗时，在祛除病因的基础上，注重营养治疗非常重要。

调理胃肠功能具体建议

◎ **生活起居规律：** 定时吃饭，让我们的胃肠道也定时工作、定时休息。

◎ **少食多餐：** 食不过量，不暴饮暴食，避免增加胃肠道负担。

◎ **少吃坚硬食物：** 过于坚硬、粗糙的食物要少吃并适量增加烹饪时间。

◎ **饮食清淡：** 少油少盐，避免油煎油炸、辛辣刺激食物对胃肠道的刺激。

◎ **水果适当加热：** 冬日吃常温水果容易出现胃肠不适的人，可以将水果适当加热处理：微波炉里中火加热 1 分钟，或隔水蒸几分钟；避免加热时间过长，导致营养素损失。

◎ **适量运动：** 如餐后散步，运动可改善血液循环和消化吸收能力。

❖ **便秘不容忽视**

便秘虽不是大病，可一旦发作会让人很不舒服，影响心情。便秘时我们排便会更用力，腹压较平日增加数倍，易引起子宫收缩。便秘若发展成痔或肛裂，反复出血还可导致贫血。改善便秘症状非一朝一夕，需从试管体检阶段开始。

调整生活方式和饮食结构是纠正便秘的根本，坚持按以下方法调理两三周后就可得到明显改善，如果仍不见好转，需考虑是否因饮食以外的其他因素所致，并咨询专业医生。

改善便秘具体措施

◎ **生活规律：** 排便时间应相对固定。

◎ **增加富含膳食纤维食物摄入：** 如绿叶蔬菜、粗杂粮及魔芋制品，膳食纤维能够刺激胃肠蠕动，增加粪便体积，软化大便。

◎ **饮食清淡：** 禁辛辣食物，辣椒、胡椒、花椒、茴香等调味品应少吃或不吃。

◎ **补充益生菌：** 可用添加有益生菌的酸奶替代牛奶，也可适量服用益生菌制剂。

◎ **增加饮水量：** 晨起可饮用 200 ml 温开水，每日饮水至少 1 500 ml。

◎ **戒烟酒。**

◎ **保持情绪稳定：** 减少心理压力。

◎ **每日规律运动：** 如快走、慢跑、骑车、游泳、打球、跳健身操等，可增加肠道蠕动，促进大便排出。

❖ 多囊饮食有要求

多囊卵巢综合征是育龄女性最常见的内分泌及代谢性疾病，是导致育龄期女性不孕的重要因素。由于性激素代谢失调，卵泡期黄体生成素过高导致未成熟卵泡过早黄素化，卵母细胞过早成熟，导致排卵障碍，影响受精、妊娠，导致早期流产，还易诱发严重的远期并发症，如 2 型糖尿病、高脂血症、心血管疾病和子宫内膜癌等。

多囊卵巢综合征女性糖代谢紊乱发生率在 20％～ 40％，极易发生胰岛素抵抗。胰岛素抵抗就是正常分泌量的胰岛素不能发挥降低血糖的作用，这时我们身体就会分泌更多的胰岛素来补偿。女性卵巢对胰岛素很敏感，过多的胰岛素会刺激卵巢分泌过多的雄激素，从而导致性激素代谢失调及不孕。营养干预作为一种健康、经济、简便的方式，已逐步成为多囊卵巢综合征的一线治疗方案。

多囊卵巢综合征饮食调理方法

◎ **维持理想体重及腰围：** 体质指数、腹部脂肪含量越高，胰岛素抵抗越严重。

◎ **就餐时间规律：** 养成合理的进食习惯。

◎ **食不过量，少量多餐：** 吃得越多血糖升高越多。

◎ **食物多样化，粗细搭配，增加膳食纤维摄入：** 膳食纤维可缓解食物在胃肠道消化和吸收的速率，从而延缓餐后血糖升高。

◎ **选择血糖指数较低的食物：** 如粗杂粮（燕麦、荞麦、黑米、玉米）、豆类（大豆及其制品、绿豆）、奶类（鲜奶、脱脂奶）、水果类（桃、梨、苹果、杏、樱桃、柑橘、李子、柚子）。

◎ **限制脂肪摄入：** 不吃动物油、肥肉、油炸食品，减少烹调用油量，油越多血糖上升越快。

◎ **适量增加优质蛋白：** 保证每日有适量奶类、蛋类、瘦肉。

◎ **不吃或少吃单糖及双糖食物：** 如含蔗糖的饮料、点心，含果糖的蜂蜜等，单、双糖食物能快速吸收入血升高血糖。

◎ **改变进餐顺序：** 先吃蔬菜，再吃肉类，最后吃主食。

◎ **细嚼慢咽：** 控制进餐速度，每餐 20 分钟。

◎ **规律运动：** 每天坚持 30 分钟以上任何类型的运动均能改善葡萄糖耐量和空腹血糖受损状态。

◎ **定期监测血糖变化：** 如果出现血糖异常，需定期监测血糖变化情况，并接受营养师个体化营养指导。

◎ **必要时使用药物：** 如果胰岛素或者血糖过高，药物治疗是必要的。

案例
分享

胖多囊女孩求子之路

小花是个可爱的胖女孩，15岁时被诊断为多囊卵巢综合征，可她从未接受过正规治疗。结婚后4年不孕，决定去医院做试管。检查后发现小花的胰岛素、血糖、甘油三酯均偏高，医生让她服用二甲双胍并减重。面对艰难的减肥过程小花退缩了，想到自己还年轻，又吃了医生开的药，自己肯定能怀上。不过事与愿违，药物促排卵后她的卵泡发育一直不好，加大促排药物剂量也只取到5颗卵子，取卵后第三天移植2枚新鲜胚胎，但最终生化妊娠。

休息1个月后，小花再次来医院开始第二次药物促排。听说我院开设了减重营养门诊，便过来咨询我们。膳食调查发现她的生活习惯和饮食习惯均不合理。喜欢吃火锅，蛋糕点心是她的最爱；深夜点外卖是常事；喜欢追剧，周末两天都可以不出门，更别说坚持运动了。我们给她制定了详细的食谱以及运动计划，每天进行饮食和运动打卡，并让她的家人一起监督她。第一个月体脂减掉4 kg，骨骼肌增加0.5 kg；第二个月体脂减掉2.5 kg，骨骼肌维持不变；两个月BMI由26.2 kg/m^2 降为23.7 kg/m^2。成功减重后卵泡长势良好，取到11颗卵子，配成5个优质胚胎。现在已经是2岁男宝宝的妈妈了。

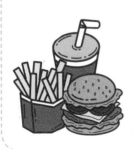

对比她的两次试管经历，整个试管用时除减脂时间外，第二次比第一次快了1个月；费用上除体检阶段费用外，第二次比第一次减少3 000元。成功减重后她的身体条件和营养状况都有了质的转变，身体各项指标均能更快达到试管要求，用时自然变短；卵泡对促排药物敏感度增加，药物使用剂量减少，花费也自然减少。

❖ 痛风/高尿酸血症需忌口

痛风是一种代谢性疾病，是体内嘌呤代谢异常所致。尿酸是嘌呤的代谢产物，高尿酸血症是痛风发生最重要的生化基础和最直接病因。随着尿酸水平增高，痛风患病率逐渐升高，但是大多数高尿酸血症并不发展为痛风，只有尿酸盐结晶在机体组织中沉积下来造成损害时才出现痛风。

大量研究证实，痛风与长期高蛋白，尤其是高嘌呤饮食、高能量饮食、暴饮暴食及酗酒等不良饮食习惯有密切关系，不科学的生活方式也是引起痛风的关键因素。

嘌呤是细胞中遗传物质的组成要素，所有生物都有遗传物质，因此都含有嘌呤，食物也含有不同量的嘌呤。目前药物治疗在很大程度上取代了严格的饮食控制，但是积极的饮食调理是必要的，尤其是尿酸轻度到中度升高的试管妈妈。营养治疗原则为严格把控嘌呤摄入量，增加饮水量以促进尿酸排泄。

痛风/高尿酸血症饮食调理方法

◎ **减重：** 人的体表面积、肥胖程度与血液中的尿酸含量成正比，随着体重降低，尿酸水平会有明显下降。

◎ **蛋白质供给量不宜过多：** 可选用富含优质蛋白且嘌呤含量低的鸡蛋和牛奶作为蛋白质来源。

◎ **限制脂肪：** 饮食清淡少油，每日烹调油用量控制在 25 g 以内，不吃肥肉、海鲜和动物内脏。

◎ **限制果糖：** 高果糖可抑制尿酸排泄，尽量不吃甜饮料、蜂蜜；水果含果糖较高，需限制在每天 250 g 以内，不喝果汁。

◎ **注意烹调方式：** 肉类煮熟后弃汤食用。

◎ **多喝水：** 饮水是促使尿酸溶解和排泄最有效而简便的方法之一，每日饮水量应多于 2 000 ml。

◎ **低盐饮食。**

◎ **不喝酒。**

◎ **劳逸结合：** 注意避免过度劳累，避免强烈情绪波动，休息好，睡好觉。

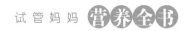
常见食物嘌呤含量

低嘌呤食物 <50 mg/100 g	谷薯类：大米、米粉、小米、小麦、荞麦、面粉、面条、馒头、麦片、马铃薯等 奶蛋类：各种鲜奶、乳酪、酸奶及蛋类 蔬菜类：白菜、卷心菜、芹菜、空心菜、黄瓜、苦瓜、冬瓜、南瓜、丝瓜、茄子、胡萝卜、洋葱、番茄、莴苣等 水果类：橙、橘、苹果、梨、桃、西瓜、哈密瓜、香蕉等 坚果类：葵花籽、杏仁、核桃、花生等 肉　类：海参、海蜇皮、猪血
中等嘌呤食物 50～150 mg/100 g	植物类：米糠、麦麸、麦胚、绿豆、红豆、豌豆、青豆、黑豆、豆腐干、豆腐、菠菜等 肉　类：猪肉、牛肉、羊肉、鸡肉、鸭肉、兔肉、鳝鱼、鳗鱼、鲤鱼、草鱼、鳕鱼、鲈鱼、龙虾、螃蟹等
高嘌呤食物 >150 mg/100 g	牛肝、猪小肠、脑、沙丁鱼、小鱼干、鲢鱼、牡蛎、蛤蜊、浓肉汤等

资料来源：曾果主编《营养与疾病》。

❖ 血压高了会碍事

血压持续增高对人体心脏、肾脏、大脑等多个器官都会造成较为严重的后果，对试管治疗及手术同样产生影响。高血压可增加手术出血、诱发或加重心肌缺血等并发症，因此需要在怀孕前将血压调整到 < 130/85 mmHg。

改善生活方式是防治高血压的基础。目前有一种DASH饮食，全称Dietary Approaches to Stop Hypertension，又称为得舒饮食，是针对高血压防治制定出来的长期饮食计划。DASH饮食是以全谷物、禽瘦肉、鱼肉和坚果为主，并减少脂肪（特别是动物油脂）、红肉、含糖饮料的摄入。DASH饮食可有效降低 6 ～ 11 mmHg 血压，这主要得益于蔬菜和水果中的抗氧化剂（维生素 C 和 β - 胡萝卜素）以及丰富的钾、钙，还有鱼的摄入。

高血压饮食调理方法

◎ **控制体重：** 维持健康体重，减重是最佳的降压方法。

◎ **减少摄入食盐及高钠食物：** 食盐需控制在每日 3 ～ 5 g，注意酱油、味精、罐头食品、火腿、腌制食品及加了小苏打的面食等高钠食品。

◎ **多吃含钾高的食物：**钾能有效对抗钠而降低血压，绿叶蔬菜、水果和菌类都是钾的良好来源。如果每天摄入 500 g 左右的绿叶蔬菜，吃一个苹果或橙子，50 g 左右菌类，一天所需的钾量就够了。

◎ **多选用高钙食物：**如奶制品、豆制品，对血管有保护作用。

◎ **减少油脂摄入：**不吃动物脂肪及肥肉，限制胆固醇的摄入。

◎ **每周进食 1 ~ 2 次海鱼：**鱼类中所含的二十二碳六烯酸（DHA）、二十碳五烯酸（EPA）等营养成分，能增加微血管弹性，预防血管破裂。

◎ **戒烟、戒酒。**

◎ **重视运动。**

◎ **减轻精神压力，保持心态平和。**

❖ 失眠抑郁吃来帮

在试管治疗过程中，很多女性都易出现负面情绪，如焦虑、抑郁甚至失眠。长期失眠或睡眠质量不佳会影响女性排卵、卵细胞输送及妊娠。试管妈妈需关注自己的不良情绪，必要时进行心理咨询，同时可通过饮食的调理减少不良情绪对身体的影响。

有研究认为，n-3 系多不饱和脂肪酸、色氨酸、B 族维生素、钙、镁这些营养素能改善焦虑症，舒缓烦躁、不安情绪，有助于提高睡眠质量。我们不妨多摄入富含这些营养素的食物，如海鱼、粗粮、奶制品、绿叶蔬菜、坚果等。

此外，注意多运动，睡前不进行任何情绪易激动的谈话或活动，可温水泡脚，或尝试舒缓的瑜伽动作，让身心得以完全放松。

促排阶段膳食营养指导

为了能够让多个卵泡同时发育和成熟，促排阶段需要每天吃药、打针，需要频繁出入医院，促排药物注射后身体还可能出现轻微甚至严重的不适。此阶段是试管过程中最为辛苦的阶段，试管妈妈们要做好身心准备，试管爸爸们要更加呵护自己的妻子！

❖ 什么是促排

自然月经周期中每次有多个卵泡发育，但最终只有一个，最多两个能发育成熟，其他的则闭锁凋亡。使用促排卵药物可以促使更多的卵泡一起发育和成熟，取到更多的卵子，形成多个胚胎以供选择，增加试管成功率，这就是促排的作用。

促排过程不会额外耗损卵子的库存量，更不会使更年期提早，而是把当月那一批原本会凋亡的卵子"废物利用"。

促排需要用到促排卵药物，主要有注射用重组人促卵泡生成素、注射用尿源性促卵泡生成素等，其主要作用是促进卵泡的增长和最终成熟。促排药物会带来一些身体的不良反应，不过绝大部分人不会太难受。其不良反应主要有注射部位的疼痛、红肿，关节疼痛，胃胀不适，骨盆疼痛或乳房疼痛，轻度到中度的卵巢增大，有时可见卵巢囊肿，严重的可能发生卵巢过度刺激综合征。

❖ 卵巢过度刺激综合征

卵巢过度刺激综合征（OHSS）是一种发生于促排卵后黄体阶段或妊娠早期的医源性并发症。随着生殖助孕技术的发展，OHSS 的发生率正在逐渐降低。轻中度 OHSS 可表现为腹痛、腹胀、恶心、呕吐、食欲下降，严重的 OHSS 可导致腹水、胸水、肝肾功能损害、血栓等后果，甚至危及生命，并带来沉重的经济负担。年龄小、消瘦、多囊卵巢综合征、既往促排发生过 OHSS 的试管妈妈都易发生 OHSS。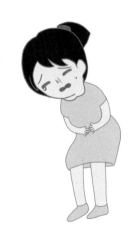

OHSS 发病机制尚未完全阐明，使用外源性促性腺激素是 OHSS 发生的基础。外源性促性腺激素会使较多的卵泡发育，多个卵泡会分泌较多的雌激素，使体内毛细血管通透性增加，血管内液体流出，引起血液浓缩、电解质紊乱，流出的液体形成腹水、胸水和弥漫性水肿。

在 OHSS 诊断、治疗及预防方面临床上已经积累了一定经验，但仍不能做到完全避免，尤其是重度 OHSS 的发生。治疗方面也缺乏有效的药物，主要为对症支持治疗，也就是针对出现的症状给予相应的处理，纠正血容量及血液浓缩是关键。

如果知道自己体重过轻、患有多囊卵巢综合征或存在胰岛素抵抗，提前通过饮食和生活方式调整体重至正常范围内，改善胰岛素水平，就能有效预防 OHSS 发生，降低 OHSS 的严重程度。

❖ 开始促排后需要注意的事情

1. 促排针需要每日注射。

2. 促排后卵巢会增大，应避免剧烈运动，但日常生活不受影响。

3. 当卵泡长到约 15 mm 时，可以让丈夫自行排精一次（供精或者睾丸穿刺者不用），因为精子需要更新，太久没排精或者排精频率过高都可能影响精子的质量。

4. 卵泡成熟后（一般卵泡直径在 18 ～ 20 mm）医生会根据情况安排打夜针，夜针能促进卵泡最终成熟，关系到能否成功取到卵子，非常重要。

促排期间饮食这样吃

促排阶段饮食调理重点为**合理膳食，促进卵泡生长，提高卵子质量，预防卵巢过度刺激综合征发生**。

◎ 保证每日摄入富含蛋白质的食物，适量增加优质蛋白含量

促排药物使用后女性的卵泡会开始快速生长，这时身体会动员大量的营养素特别是蛋白质来参与卵泡的生长和成熟，因此需保证此阶段蛋白质的供应。

补充蛋白质还可促进腹水的吸收。蛋白质就好比血液中的海绵，高蛋白饮食可提高血浆蛋白浓度，把漏出的水分"吸"回到血管里。此阶段宜适量增加瘦肉类、豆制品及奶制品等优质蛋白质摄入，每日保证 300 ml 奶类，1 个鸡蛋，100 ～ 150 g 瘦肉，必要时可服用乳清蛋白粉。肝肾功能不全者，蛋白质摄入需谨慎，可进一步咨询医生或者营养师。

◎ 多选择深颜色蔬菜、坚果、海鱼和贝类食物

这些食物富含维生素 A、维生素 E、维生素 C、锌、硒，还富含不饱和脂肪酸和植物化合物，对改善卵子质量、提升卵巢功能效果极佳；同时这些食物还可有效抵抗外源性电离辐射对卵巢的伤害。

◎ 适量增加饮水量

每天饮水 1 500 ～ 2 000 ml，预防及缓解血液的高凝状态，最好饮用白开水，不喝含糖饮料。

◎ 少食多餐

当出现食欲减退、恶心呕吐时，需少量多餐，不要一次性吃得过饱，选择易于消化吸收的食物，全天安排 3 次正餐，2 ～ 3 次加餐。

◎ 不吃辛辣刺激性食物

饮食清淡，适量增加膳食纤维摄入，保持大便通畅，降低腹部压力。

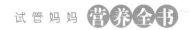

◎ **监测体重，防止增重过快**

注射促排针后体重可能有上升现象，这是因为促排期间体力活动减少，能量消耗降低，如果维持之前的进食量，体重就会增加。同时促排药物会使体内雌激素水平上升，水分滞留在体内，导致增重或水肿。随着药物代谢，雌激素水平归于正常，潴留在体内的水分就会排出体外，体重即能恢复。

◎ **不要太咸**

盐吃多了会让水分不易排出体外，水钠潴留就使得胸腹水加重。

最后还需要注意的是，不要只重视促排，而忽视养卵，优质的卵子绝非一朝一夕养成，因此应提前3个月开始科学备孕，养护我们的卵巢和卵子。

取卵阶段膳食营养指导

❖ 取卵过程是这样的

即将迈入试管的又一重要阶段——取卵，不少试管妈妈会紧张起来。一是担心自己不能取到足够多而又质量好的卵子，二是对取卵手术过程的恐惧。现在取卵手术多是在全麻下进行，躺在手术床上睡一会儿手术就完成了，整个过程几乎感觉不到疼痛。当麻药发挥作用后，手术医生会在B超引导下经阴道穿刺取卵，根据卵泡数量决定手术时长，一般3～20分钟即可结束。

取卵后卵巢内会形成数个血体及黄素化囊肿，还有1～2个穿刺点小伤口，需要1～2个月的时间来恢复，这期间还需要为胚胎移植做好子宫内膜准备，因此取卵阶段饮食调理重点为**平衡膳食，做好术前的身体调理，促进术后受损卵巢的修复，应对发生腹水的营养治疗以及为胚胎移植做好充分的营养储备。**

❖ 取卵前应该注意的事情

取卵前需定期行B超卵泡监测，这个过程很重要。有些试管妈妈因忽视了监测，结果卵泡发生过大或者不均匀而错过了取卵的最佳时机，造成资源的巨大浪费。

取卵前饮食注意事项

◎ **饮食清淡卫生：**取卵前一周开始，饮食宜清淡，食物应干净卫生，避免辛辣、生冷刺激，避免因肠蠕动加快而增加对卵巢和子宫的刺激。

◎ **减少摄入产气食物：**如果平日摄入豆制品、奶制品、薯类等食物容易发生胀气，那么这些食物需限量食用，避免出现肠胀气影响手术中B超视野。

◎ **坚持每日排便，术前排净大便：**因为直肠和卵巢位置很近，粪便未排出，可能导致手术时B超看不清，影响取卵。特别是有习惯性便秘的人，需要提前调整饮食及生活习惯以改善便秘症状。

❖ 麻醉术前需禁食

通常情况下医护人员会告知取卵当日早上需空腹，那是因为在麻药的作用下呛咳及吞咽反射会减弱或消失，同时食管括约肌会变得松弛。如果此时为饱胃状态，胃内容物极易反流至口咽部，一旦误吸入呼吸道内，可引起呼吸道梗阻和吸入性肺炎，导致通气换气功能障碍，治疗困难，死亡率极高。

麻醉前禁食很重要，适宜的禁食时间既不会影响手术，又不会因禁食时间过长导致出现饥饿、口渴、烦躁、紧张，甚至低血糖和脱水等不良反应。为了减少术后胰岛素抵抗，缓解分解代谢，促进术后身体快速恢复，可缩短术前禁食时间。

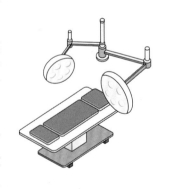

依据最新指南规定，术前6小时禁食，2小时禁饮，即麻醉前6小时可适量摄入奶、馒头等较容易消化的食物，麻醉前2小时，可饮用白开水、清茶、糖水，总量不超过300ml，麻醉前2小时内不再摄入任何食物包括水。

现在各大生殖中心取卵手术一般都安排在上午进行，因此需在取卵前一夜就开始禁食，通常会建议晚上22点后不再摄入任何食物。因个体差异，禁食时长应最终听从麻醉医生对个体实际评估后的建议。

❖ 取卵后可以这么吃

手术后由于麻药的作用，可能会出现头晕、恶心、嗜睡等不适，这些都是正常的麻醉苏醒后表现，稍作休息后会自行缓解。等症状缓解后可开始进食，先喝少量温热的白开水，慢慢地喝，如果没有再出现任何胃肠道不适，可从粥类、汤类等流质半流质、清淡的食物开始，然后逐步过渡到正常饮食。选择易于消化吸收的食物，稍微做熟做软一些。主食可选择面条、馄饨、粥、馒头等，菜肴可烹制蒸蛋、蒸鱼、鲫鱼豆腐汤等，进食过程中如出现胃肠道不适则继续禁食。

看胚胎的时间一般会被安排在取卵后第2～5天，视胚胎、激素和身体情况决定是进行鲜胚移植还是冷冻胚胎择期移植，但无论何时移植，胚胎移植前的这段时间内，饮食上都应遵从以下原则。

取卵后饮食建议

◎ **少量多餐：** 每餐不要吃得过多过饱，两餐间可适量加餐。

◎ **保证蛋白质供给：** 坚持摄入奶类、蛋类及肉类以保证每日蛋白质的供给，促进术后卵巢修复，预防腹水发生。

◎ **清淡少油：** 避免大油、大荤和辛辣食物对胃肠道的刺激。

◎ **增加膳食纤维摄入：** 为了使胚胎发育和内膜同步，取卵手术当日会给予黄体酮支持黄体功能，但黄体酮易导致肠道蠕动减慢，出现便秘，因此适量增加粗粮、杂豆、绿叶蔬菜摄入，促进大便排出。

◎ **饮食干净卫生：** 吃干净卫生的食物，避免出现严重腹泻引起子宫收缩导致不能按时移植胚胎的情况；尽量避免吃外卖，选购熟食需谨慎，注意恰当保存食物，不吃过期食品。

◎ **足量饮水：** 保证每日饮水 1 500～1 700 ml，最好饮用白开水。

◎ **坚持每日服用叶酸或者复合维生素片。**

◎ **生活规律，不熬夜，保持心情愉悦。**

取卵后会出现轻度腹胀和腹痛，症状一般会在两三天消失。如出现剧烈腹痛、发热、肛门坠胀感明显，需要及时到医院检查，排除腹腔内出血、感染等并发症。

移植阶段膳食营养指导

经历了促排卵、取卵、胚胎培养后，即将迎来胚胎宝宝回到妈妈子宫里的幸福时刻，不少试管妈妈在开心之余不免又开始了新一轮的担忧。移植手术会不会很痛？移植后是不是需要卧床？移植后哪些食物不能吃？哪些食物可促进胚胎宝宝着床？

❖ 什么是胚胎移植

胚胎移植的过程是将胚胎宝宝由一根很细的移植管通过宫颈送入妈妈的子宫腔。移植顺利的话 5 分钟内即可结束，不会有明显的疼痛感，试管妈妈无需过分紧张。做到心情放松，可避免不必要的移植困难。

❖ 胚胎移植后不建议卧床

移植后胚胎能否成功着床发育，与移植技术、子宫内膜的容受性、胚胎的质量有关，而与移植后是否卧床休息无相关性。移植后长时间卧床，反而会打乱日常的生活规律，加之注意力过度集中，易胡思乱想，加重心理负担，导致出现便秘、消化不良及神经内分泌失调。卧床时间过长还易引起血液循环不畅，影响宫腔血流灌注，进而影响胚胎在宫腔的发育，最终影响妊娠结局。

试想，自然受孕的妈妈在不知道自己已经怀孕的情况下依旧上班的上班、运动的运动。所以胚胎移植后应正常生活，适当休息就好，可以上班，可以散步，只要不从事重体力劳动以及增加腹压的活动即可。不要过于紧张，顺其自然，安心等待 14 天后的抽血结果就好。

❖ 胚胎移植后该怎么吃

胚胎移植后饮食上无需有大的变动，不要刻意改变已有的饮食及生活习惯，也不要听信一些不靠谱的流言。目前没有足够的证据证明某种食物可以提高胚胎着床率。我们需要做到的仍然是平衡膳食，每类食物都适量地吃，避免过多进补。

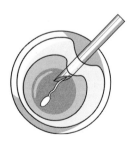

胚胎移植后就面临着怀孕的可能，加之药物的作用，身体将会出现一些不适反应，如便秘、食欲降低等。因此胚胎移植阶段饮食调理重点为**保证摄入足够而丰富的食物以促进胚胎生长发育，应对身体不适反应行合理的营养干预。**

胚胎移植后饮食建议

◎ **食物多样化：** 不要随便应付一顿饭，肉、蛋、奶、米面、蔬菜、水果合理搭配，丰富的营养物质利于增强抵抗力少生病，同时提高胚胎着床率。

◎ **食物清淡易消化：** 胚胎移植后由于心理压力大，加之活动量明显减少，易出现食欲下降和消化不良。做到饮食清淡，忌辛辣食物，不饮浓咖啡，不喝酒，避免引起胃肠不适。

◎ **增加膳食纤维摄入：** 胚胎移植后黄体酮药物会继续使用，使得肠道蠕动较前减缓，加上活动量明显减少以及心理压力变化产生应激反应等原因，移植后出现便秘或者便秘加重的情况是比较普遍的。适量增加蔬菜、水果、全谷物、坚果的摄入，多喝水，促进排便，降低腹压。

◎ **定期监测体重：** 控制全天进食量，切记盲目进补导致增重过快。

◎ **养成良好的生活习惯：** 生活规律，不熬夜，适量走动。

◎ **心态平和，心情放松。**

早孕阶段膳食营养指导

❖ 孕早期无需过多进补

过五关斩六将终于成功当上了孕妈妈，看着B超单里那个小小的生命是否觉得之前的辛苦都没有白费呢！孕早期的膳食仍应是由多样化食物组成的营养均衡膳食。妈妈每天吃进肚子里的食物会影响到宝宝的生长发育，妈妈的饮食习惯也会潜移默化地影响宝宝将来对辅食的接受和后续多样化膳食结构的建立。因此，以身作则，做一个负责的、合格的妈妈。

孕早期胎儿宝宝还非常小，生长发育速度相对缓慢，妈妈所需能量和营养素与怀孕前并无明显增加，无需额外增加食物摄入量，以免使孕早期体重过快增长。孕期增重过快会增加孕期高血压、妊娠期糖尿病的风险，还会增加巨大儿、剖宫产的风险。

孕早期饮食建议

◎ **继续补充叶酸：**叶酸对预防神经管畸形和高同型半胱氨酸血症、促进红细胞成熟和血红蛋白合成极为重要。

◎ **常吃含铁丰富的食物：**足量的铁不仅能满足孕期血红蛋白合成、胎儿铁储备的需要，还可以预防早产、流产；铁缺乏严重者可在医生指导下适量补充铁剂。

◎ **保证碘摄入：**碘是合成甲状腺激素的原料，是调节新陈代谢和促进蛋白质合成的必需微量元素，除选用碘盐外，每周还应摄入 1～2 次含碘丰富的海产品。

◎ **每周监测体重：**孕早期增重不超过 2 kg 为宜。注意每次称重前均应排空大、小便，脱鞋帽和外套，仅着单衣，使用校正准确的体重秤，以保证测量数据的准确性和监测的有效性。

妊娠期妇女体重增长范围

孕前BMI（kg/m^2）	总增长值范围（kg）	孕早期增长值范围（kg）
低体重（<18.5）	11.0～16.0	0～2.0
正常体重（18.5～23.9）	8.0～14.0	0～2.0
超重（24.0～27.9）	7.0～11.0	0～2.0
肥胖（≥28.0）	5.0～9.0	0～2.0

资料来源：中国妇女妊娠期体重监测与评价（T/CNSS009-2021）。

孕早期增重过多的妈妈

小张，单胎妊娠，孕前体重不足（BMI 为 17.6 kg/m²），怀孕 9 周时增重 6 kg。听到这个数字相信你的反应和我一样惊讶。大家试想一下，9 周的宝宝能有多大啊，需要妈妈每天拼命吃吗？

小张觉得千辛万苦怀上的孩子，需要特别谨慎地保护。听说移植后不能动弹，于是胚胎移植后的 14 天里她一直躺在床上。家人每天让她喝下一大碗飘着浮油的鸡汤、猪蹄汤、鱼汤等各种肉汤；确认怀孕后更是让她各种进补，每天 3 个鸡蛋，鸡腿、猪蹄用来睡前加餐；不让多走动，没过多久整个人就像吹气球一样膨胀起来。

小张和她的家人一直认为这样对宝宝是最好的。直到有一天，一档孕期健康增重的节目引起了她的注意，让她意识到孕期增重过多的危害，于是第二天便来到医院咨询我们。

根据她的情况，我们制定出了详细的孕期饮食计划。按此方案在后面的孕周中，她每月平均增重 1 kg，整个孕期总增重 14.5 kg，没有发生妊娠期糖尿病等并发症，38 周顺利剖宫产下一个健康的女儿。

❖ 讨厌的孕吐应对方法

数据显示，一半以上自然受孕的妈妈在怀孕早期都会出现强烈的孕吐反应，晨起时最为明显，试管妈妈也不例外。那种吃什么吐什么的感觉确实太不好受了。其实单纯孕吐反应是一种正常现象，孕妈妈们完全不必过分紧张，多数人到怀孕 3 个月以后，孕吐会自行消失。

目前导致孕吐的原因并不是十分清楚，可能是早孕期间各种激素水平迅速变化引起

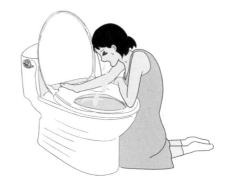

的，也可能是妈妈的免疫系统把胎儿当成异物引起的。维生素 B_6 可能可以缓解孕吐，但效果不会太明显。下面是我们总结的一些缓解孕吐的饮食建议，不妨尝试一下。

孕吐应对建议

◎ **如果晨吐厉害**，起床后可以吃一两片面包或者饼干会好受些。

◎ **不要过饥或过饱**：饥饿和过饱状态下都更易呕吐，饿的时候准备一点小零食，如水果、酸奶或者小点心。

◎ **不过分限制饮食**：不要强迫自己吃下不喜欢吃的食物，食物选择范围可适量放宽，但是需要保证是健康的食物。

◎ **保证每日足量碳水化合物**：不管食欲好不好，为保证脑组织对葡萄糖的需要、预防酮症酸中毒对胎儿的危害，每天必需摄取至少 130 g 碳水化合物。130g 碳水化合物相当于一天内吃下一小碗面条，一个 50 g 馒头和一小碗米饭。各种糕点、薯类、根茎类蔬菜和部分水果中都含有较多碳水化合物，可根据自己的口味去选择。

◎ **多喝水**：可以试试柠檬水，淡绿茶水等，避免脱水。

◎ **吃姜可能有效**：做菜时放姜或者将薄姜片放入口中含服对缓解孕吐可能有效。

◎ **避免营养不良**：如果进食量减少三分之一以上，体重一周内下降明显，请在必要时咨询靠谱的医生，给予肠内营养支持或者静脉输液，以维持这一特殊时期宝宝和妈妈的营养，避免出现严重后果。

这些谣言你中招了吗

为了能尽快怀孕，试管妈妈们对"吃"似乎给予了更多的关注。在她们之中一直都流传着关于食物禁忌和传奇食物的各种说法。听说黑豆豆浆能促进卵泡生长，于是一大波试管妈妈开始每天一碗一碗地往肚里灌；听说榴莲可以帮助长子宫内膜，于是一大波内膜偏薄的试管妈妈开始每天捏着鼻子吃下榴莲；听说红枣补血效果不错，贫血的试管妈妈开始每天用红枣泡水喝、打成豆浆喝、当零食吃。

这些流言都是没有科学依据的错误言论。我们挑选出最常被问及的话题进行辟谣，用大量文献数据作为支撑，来澄清这些误区和谣言，希望大家从此不要再为这些问题纠结。

子宫肌瘤、乳腺增生不能喝豆浆

谈"豆"色变的大都是患子宫肌瘤、乳腺增生的女性，让她们如此紧张的是存在于豆浆、豆腐中的一种植物化合物——大豆异黄酮。

大豆异黄酮是一种多酚类化合物，具有苯并吡喃的化学结构，主要存在于豆科植物中，大豆及其制品如豆浆、豆腐等是其主要来源。由于大豆异黄酮与人体内 17β - 雌二醇的化学结构相似，可以与雌激素受体结合，发挥类雌激素和调控内源性激素的作用，故被称为植物雌激素。女性体内雌激素水平过高，的确有引发乳腺癌、乳腺增生、子宫内膜癌、子宫肌瘤等病症的危险，这也正是很多人对豆制品心存顾虑的原因。

其实大豆异黄酮的作用属于双向调节，在内源性雌激素水平较低时，表现为雌激素样作用；而在体内雌激素水平较高时，表现为抗雌激素作用。同时大豆异黄酮的活性仅相当于人体雌激素的 1/100 ~ 1/1 000，这种类雌激素作用是相当的弱，弱到可以被忽略。

因此，患子宫肌瘤、乳腺增生的女性都可以正常地摄入大豆及其豆制品。吃豆制品不仅不会致病、致癌，还可以防癌。大豆异黄酮有明显的抗肿瘤作用，特别是与激素相关的肿瘤，比如乳腺癌。Meta 分析表明，大豆异黄酮摄入与亚洲女性乳腺癌的发病率呈负相关。同时长期食用大豆的东方人群中，癌症和心血管疾病的发病率明显低于西方人群。

我国目前还没有制定绝经前女性大豆异黄酮摄入上限值，按照《中国居民膳食指南（2016）》推荐，每日摄入 15 g 大豆或 15 g 大豆做成的豆制品是安全且适宜的摄入量。15 g 大豆相当于 220 g 豆浆或者 80 g 南豆腐，约含 21 mg 大豆异黄酮，21 mg 是降低绝经前女性乳腺癌发病风险的最低摄入水平。

榴莲长子宫内膜

　　不知从什么时候开始，就流传着吃榴莲帮助长子宫内膜的说法。子宫内膜的厚度跟体内激素水平和机械损伤等因素相关。单纯内分泌因素造成的子宫内膜薄，临床上可以用激素调整。但是内膜的生长需要一定时间，是逐渐增厚的过程，而不是吃了某样食物能立竿见影的。

　　榴莲是热带水果，因其果形巨大，果肉又有特殊风味，故有"南洋水果之王"的美称。榴莲的蛋白质、脂肪、维生素 C 和维生素 A 含量都比其他水果高；维生素 C、维生素 A 有抗氧化抗炎作用，能避免卵巢氧化受损；榴莲中谷氨酸含量特别高，谷氨酸能提高机体免疫功能，调节体内酸碱平衡，以及提高机体对应激的适应能力。这么看来榴莲营养价值的确比较高，但想要成功受孕，单靠一种食物能行吗？人体需要的是种类丰富的食物，食物种类越多，摄入营养素就越全面。目前还没有任何可靠研究证实榴莲可以让女性子宫内膜长得更好。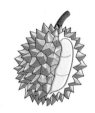

　　如果爱吃榴莲，作为水果日常适量食用就好，但是把它当成药物来吃，想达到增加子宫内膜厚度而大量食用，这样不仅达不到效果，还可能引起健康风险。榴莲的热量和糖分较高，患糖尿病、超重及肥胖的试管妈妈不宜多吃；榴莲的钾含量也很高，肾病患者也应限量。

取卵后多喝维生素饮料

　　病房里常看见取卵后试管妈妈喝着某款维生素饮料，据说是因为添加了维生素的饮料，补水及预防腹水效果会更好。

这当然没有科学依据。饮料除了水以外，用量最多的就是白砂糖，其余就是起调味和防腐作用的各种添加剂。对于已经患有多囊卵巢综合征、存在血糖或者胰岛素代谢问题的人并不建议饮用。高尿酸血症和痛风病人也不适宜喝含果糖的饮料。

饮料中虽添加有维生素 C、维生素 B$_6$、烟酰胺，但都是极为常见的维生素，天然食物中大量存在，没必要通过饮料来补充。另外，营养素之间需要有合适的比例，某种营养素摄入过多或过少都会影响到其他营养素的吸收利用，而饮料中维生素比例并不合适。补充维生素最好的方式就是天然的食物以及靠谱的复合维生素片。

取卵手术后适量增加饮水量是有必要的，应以白开水为主，红豆汤、薏仁汤也是不错的选择。

辟谣

贫血吃红枣效果好

备孕期试管妈妈大都知道贫血对怀孕的不利影响，因此比较关注补铁补血的问题。补铁食物中最常被提到的应该就是红枣了，那么红枣当真能很好的补铁补血吗？

首先，从含铁量看，每 100 g 红枣中含铁量为 2.3 mg，其含铁量与牛肉、羊肉相当，但跟补铁冠军食物猪肝、鸭血比相差甚远。

其次，膳食铁分为血红素铁和非血红素铁，人体可以直接吸收利用的是血红素铁，而非血红素铁必须在胃酸的作用下还原为二价铁才能被人体吸收。红枣中的铁就是非血红素铁，是不易被人体吸收利用的。

再次，红枣糖分含量高，对于血糖、胰岛素升高的人不建议经常摄入，如果非要吃，一次两三个足矣，不要贪多。

对已经诊断为缺铁性贫血的人来说，需在医生指导下服用铁剂。注意多摄入富含维生素 C 的蔬菜和水果，或在服用铁剂的同时补充维生素 C，以促进铁的吸收和利用。

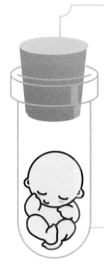

第三部分

营养食谱
和制作方法

营养食谱使用说明

人类得以世世代代存活下来，应遵循一定的标准和原则，其中重要的一条就是我们的饮食原则。早在战国时期，我国第一部医理论著《黄帝内经》就已提出"五谷为养，五果为助，五畜为益，五菜为充"这样的精辟理论。每日摄入食物的种类和数量都是有规定的，如果不按规矩办事，长此以往身体就会出现异样，容易生病，还容易怀不上孩子。

本章我们编制出体检、促排、取卵、移植、早孕五个阶段一日定量营养食谱，大家参照这个食谱就能清楚地知道每一餐、每一天、每一个试管阶段应摄入的食物种类、每类食物的摄入量以及合理的烹饪制作方法。

食谱使用注意事项如下：

◎ 所有食谱都是参照《中国备孕妇女平衡膳食宝塔》制定，以平衡膳食模式、食物多样化为目标，能最大限度满足试管期间营养需求，适合无高血压、糖尿病、高血脂的试管妈妈使用。

◎ 每个食谱提供能量均为 1 800 kcal*，是以身高 1.65 m，体重 60 kg 的轻体力活动水平女性制定的，如果吃不下或者吃不饱可以根据实际胃口调整食材重量，不过能量及营养素含量会发生相应变化。

◎ 食谱中所有食材用量均为可食用部分重量。很多食物具有不可食用的部分，按常规食材加工方法，去掉其中不可食用的部分后，剩余的即为食物的可食部分，如橘子去皮，红枣去核等。

◎ 如果对食谱中某些食材过敏或者吃了出现胃肠不适，可替换成其他同类食物，如菜换菜，肉换肉。

---

* 1 kcal=4.18 kJ。

◎ 烹调方式建议按食谱中推荐的操作，炒菜宜选用菜籽油、玉米油等植物油，凉拌菜可选用芝麻油、橄榄油等植物油。

◎ 注意选购新鲜的、干净卫生的食材。

◎ 三餐间安排 3 次加餐的设计，既可避免一次摄入过多而增加胃肠消化负担，又可减轻餐前饥饿感。

◎ 整个试管过程中不是只食用书中写到的食材，人体每日需要摄入 40 多种营养素，只有多样化的食物和合理的搭配才能让我们摄入到更全面的营养。

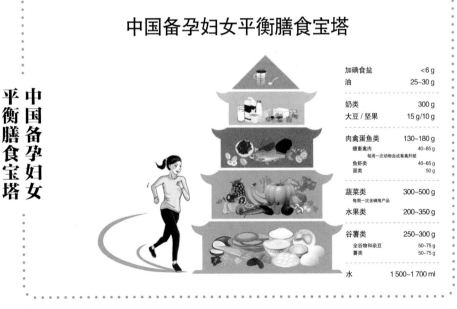

中国备孕妇女平衡膳食宝塔

中国备孕妇女平衡膳食宝塔

加碘食盐	<6 g
油	25~30 g
奶类	300 g
大豆 / 坚果	15 g/10 g
肉禽蛋鱼类	130~180 g
瘦畜禽肉	40~65 g
每周一次动物血或畜禽肝脏	
鱼虾类	40~65 g
蛋类	50 g
蔬菜类	300~500 g
每周一次含碘海产品	
水果类	200~350 g
谷薯类	250~300 g
全谷物和杂豆	50~75 g
薯类	50~75 g
水	1 500~1 700 ml

资料来源：中国营养学会官方网站。

体检阶段一日定量食谱

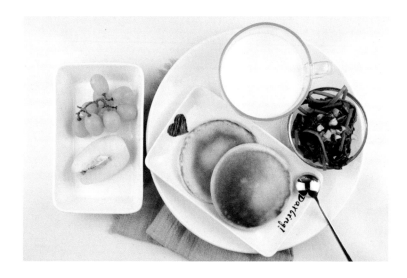

餐次	菜肴名称	材料 + 用量
早餐	松饼	鸡蛋（去壳）50 g，面粉 45 g，白砂糖 5 g，花生油 4 g，泡打粉 2 g
	牛奶	牛奶 300 g
	果仁菠菜	菠菜 60 g，花生仁 5 g，橄榄油 2 g，食盐 1 g
早加餐	水果	青提 60 g，梨 50 g

制作方法

松饼	1. 鸡蛋磕入碗中，加入白砂糖、泡打粉、花生油拌匀，再加入面粉调成稠度适中的面糊（可加水调节面糊稠度） 2. 将面糊倒入锅中铺满锅底，小火加热 2 分钟，再翻面加热成熟即可
果仁菠菜	1. 菠菜洗净切成 5 cm 的长段，再放沸水锅中煮熟捞出备用 2. 花生仁碾碎成小颗粒备用 3. 将花生粒和菠菜混合，加盐、橄榄油拌匀即可

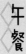

午餐

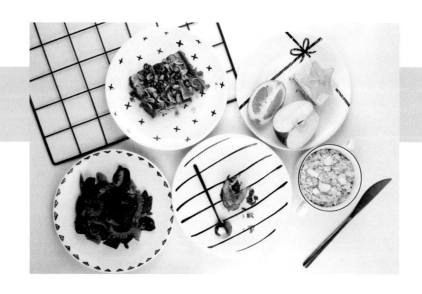

餐次	菜肴名称	材料 + 用量
午餐	小米山药饭	大米 35 g，小米 25 g，山药 20 g
	虾皮蒸茄	茄子 90 g，虾皮（干）5 g，小葱 5 g，蒜 5 g，小红尖辣椒 3 g，芝麻油 2 g，生抽 5 g
	爆炒腰花	猪腰 20 g，彩椒 40 g，黑木耳（水发）25 g，枸杞 3 g，淀粉 2 g，料酒 5 g，菜籽油 6 g，生抽 2 g，鸡精 1 g，食盐 1 g
	蒸鳗鱼	鳗鱼（中段）35 g，姜 5 g，小葱 5 g，芝麻油 2 g，生抽 5 g
午加餐	新派三明治	切片面包 40 g，杨桃 40 g，圆白菜 15 g，黄瓜 15 g，草莓酱 15 g
	水果	苹果 80 g，橙子 50 g

制作方法

虾皮蒸茄	1. 茄子切成细长条，葱切成葱花，蒜切成蒜末，小红尖辣椒切成小颗粒，虾皮洗净备用 2. 将茄子装盘撒上虾皮、小红尖辣椒和蒜末，上锅蒸熟，取出淋上生抽、芝麻油，撒上葱花即可
爆炒腰花	1. 猪腰去筋膜切十字花刀，再切成细长条，加料酒腌制 10 分钟，裹上淀粉备用 2. 枸杞提前浸泡好，黑木耳、彩椒切小片备用 3. 锅中烧油倒入猪腰大火翻炒 1 分钟，再倒入彩椒、黑木耳、枸杞翻炒成熟，加盐、鸡精、生抽调味即可
蒸鳗鱼	1. 鳗鱼块洗净，姜切姜丝，小葱切葱花备用 2. 鳗鱼用姜丝腌制 10 分钟，摆盘撒上剩余姜丝，上锅蒸熟，取出淋上生抽、芝麻油，撒上葱花即可
新派三明治	1. 将面包切成等大的两块，杨桃切片，黄瓜、圆白菜切成细丝后焯水 1 分钟捞出备用 2. 取一片面包将其中一面抹上草莓酱，铺上圆白菜、黄瓜、杨桃，再盖上另一片面包轻压即可

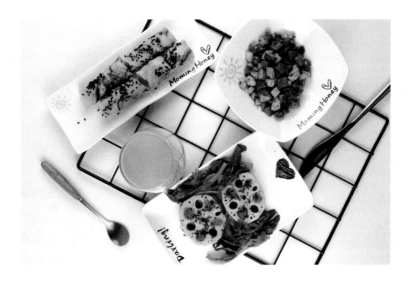

餐次	菜肴名称	材料 + 用量
晚餐	土豆卷饼	土豆 80 g，面粉 40 g，紫甘蓝 30 g，菜籽油 5 g，加碘食盐 1 g
	桂花藕合	藕 80 g，油菜 25 g，南瓜 20 g，桂花 8 g，加碘食盐 0.5 g
	咖喱板栗鸡	鸡胸脯肉 25 g，板栗仁 20 g，胡萝卜 20 g，洋葱 15 g，莴笋 10 g，咖喱酱 10 g，菜籽油 5 g，食盐 1 g
晚加餐	茉莉豆浆	黄豆 5 g，黑豆 5 g，茉莉花茶 2 g

制作方法

土豆卷饼	1. 土豆、紫甘蓝切成细丝，下锅翻炒 1 分钟加盐调味盛出 2. 面粉加水搅拌成稠度适中的面糊，再加入炒好的蔬菜拌匀 3. 锅中刷上一层薄薄的油，倒入面糊小火加热至面糊成形，再翻面继续加热成熟，趁热卷起即可
桂花藕合	1. 藕洗净切成厚约 0.5 cm 的薄片，油菜焯水捞出加盐调味备用 2. 南瓜切块，上锅蒸熟再碾压成泥 3. 将藕片孔洞中涂抹上南瓜泥，每两片粘合在一起，装盘撒上桂花，上锅蒸熟，取出装饰上油菜即可
咖喱板栗鸡	1. 将鸡胸脯肉、板栗仁、胡萝卜、洋葱、莴笋洗净，切成小块备用 2. 锅中烧油，倒入洋葱、咖喱、鸡胸脯肉翻炒 1 分钟，加适量水，再倒入板栗仁、胡萝卜、莴笋，大火烧开转小火将食材全部炖熟收汁，加盐调味即可

食物量与《中国备孕妇女平衡膳食宝塔》推荐比较

食物种类	本食谱中食物量（g）	膳食宝塔推荐食物量（g）	食物种类	本食谱中食物量（g）	膳食宝塔推荐食物量（g）
食盐	4.5	<6	肉禽蛋鱼类	135	130~180
烹调油	26	25~30	瘦畜禽肉	45	40~65
奶及奶制品	300	300	鱼虾类	40	40~65
大豆类（以干豆计）	10	15	蛋类	50	50
坚果	25	10	蔬菜类	491	300~500
谷薯类	267	250~300	水果类	280	200~350

食谱提供的营养素

能量：1 818 kcal	蛋白质：66.8 g	碳水化合物：260.5 g
脂肪：55.8 g	膳食纤维：18 g	
维生素A：888 μgRAE	维生素B_1：1.11 mg	维生素B_2：1.45 mg
维生素B_6：0.53 mg	维生素C：198.4 mg	维生素E：37.56 mg
钙：737 mg	磷：1 144.9 mg	钾：2 826.3 mg
镁：371 mg	铁：21 mg	锌：9.29 mg
硒：67.93 μg	铜：2.63 mg	

体检阶段食谱营养分析

1. 食谱共计选用 40 余种天然食材，营养丰富，各营养素含量符合备孕女性膳食营养素推荐标准。

2. 食谱中三大营养素供能比分别为：蛋白质 14.7%，脂肪 27.9%，碳水化合物 57.4%，在推荐的比例范围中（10%～15%、20%～30%、50%～65%）。

3. 早、午、晚餐供能比分别为 30%、40%、30%，满足膳食供能推荐比例要求（25%～30%、30%～40%、30%～40%）。

4. 食谱中深色蔬菜合计 341 g，占到蔬菜总量的 2/3 以上，能为备孕期提供充分的胡萝卜素、维生素B_2、维生素 C 等营养素。

5. 肉蛋类合计 135 g，包含蛋类、禽类、鱼类、畜肉等，即保障优质蛋白质供应，又保障铁、锌等营养素在孕前的储备，同时食谱提供足量富含维生素 C 的蔬菜和水果利于铁元素的吸收。

6. 食谱选择质地柔软易消化的小米，并选用利于胃酸分泌的山药，帮助消化能力较差的试管妈妈改善消化吸收功能。

7. 食谱全天烹调油用量 26 g，在 25～30 g 推荐标准范围内。

8. 菜肴在传统做法基础上进行改良，如新派三明治弃用加工制品火腿，改用天然水果，更为健康。

促排阶段一日定量食谱

早餐

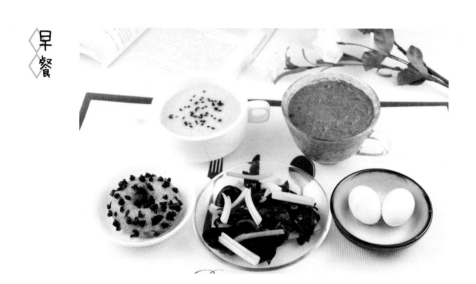

餐次	菜肴名称	材料＋用量
早餐	黑芝麻小米粥	小米 25 g，黑芝麻（熟）4 g
	亚麻馒头	面粉 15 g，玉米面 10 g，蔓越莓 5 g，亚麻籽 4 g，白砂糖 2 g，酵母 1 g
	水煮鸽蛋	鸽蛋（去壳）50 g
	凉拌木耳	黑木耳（水发）30 g，芹菜茎 20 g，橄榄油 2 g，醋 5 g，生抽 3 g
早加餐	香蕉牛奶	牛奶 150 g，香蕉 100 g，桑葚（干）5 g

制作方法

亚麻馒头	1. 亚麻籽用搅拌机打成粉末，蔓越莓切小颗粒备用 2. 将面粉、玉米面、亚麻籽粉、酵母和白砂糖倒入碗中，加水揉成光滑面团，盖上保鲜膜待面团发酵至两倍大，将面团做成甜甜圈状，在表面均匀粘上蔓越莓粒 3. 放入蒸锅中静置 20 分钟二次发酵，再大火蒸熟即可
凉拌木耳	将黑木耳撕成小片，芹菜茎切成小段，一起放入沸水中煮 2 分钟捞出装盘，加生抽、醋和橄榄油调味即可
香蕉牛奶	香蕉剥皮切成小块，将牛奶、香蕉块和桑葚一起倒入搅拌机中打成奶糊，再倒入锅中小火加热 1 分钟即可

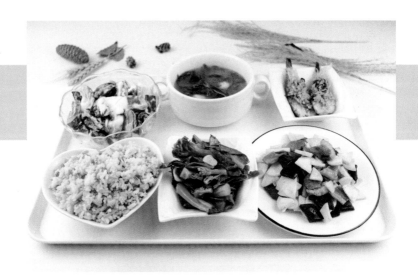

餐次	菜肴名称	材料 + 用量
午餐	燕麦饭	大米 30 g，小米 20 g，燕麦片 20 g
	茭白鸭片	鸭胸脯肉 25 g，茭白 50 g，甜椒 30 g，菜籽油 5 g，生抽 5 g，鸡精 1 g，食盐 1 g
	清炒芥蓝	芥蓝 80 g，蒜 5 g，花生油 3 g，食盐 1 g
	海鲜干贝汤	海带（浸）20 g，扇贝（干）10 g，姜 5 g，小葱 5 g，芝麻油 2 g
	蒜蓉粉丝蒸虾	基围虾 20 g，粉丝（干）10 g，蒜 10 g，小红尖辣椒 2 g，玉米油 2 g，生抽 5 g
午加餐	蔬果沙拉	酸奶 150 g，红提 100 g，黄瓜 40 g，樱桃番茄 40 g，松子仁 5 g

制作方法

茭白鸭片	1. 鸭胸脯肉切薄片加生抽腌制 10 分钟，茭白、甜椒洗净切片备用 2. 锅中烧油，倒入鸭胸脯肉翻炒 1 分钟，再倒入茭白、甜椒翻炒成熟，加盐、鸡精调味即可
清炒芥蓝	1. 芥蓝切成 5 cm 的长段焯水捞出，蒜切片备用 2. 锅中烧油，倒入蒜片炒香，再倒入芥蓝大火翻炒成熟，加盐调味即可
海鲜干贝汤	1. 干扇贝浸泡 1 小时，海带洗净切片，姜切成姜片，小葱切成葱花备用 2. 锅中加水，倒入海带、干贝、姜片大火煮沸转中火煮 20 分钟，倒入碗中淋上芝麻油，撒上葱花即可
蒜蓉粉丝蒸虾	1. 虾去掉虾头，用刀从虾背片开（不要片断），去掉虾线，再将虾身拍扁 2. 蒜、小红尖辣椒切成小颗粒，粉丝泡软备用 3. 锅中烧油，倒入蒜末和小红尖辣椒炒香，加生抽调味盛出备用 4. 将粉丝摆在虾上，再淋上炒好的蒜末、小红尖辣椒，上锅蒸熟即可
蔬果沙拉	黄瓜切片，松子仁洗净，红提、樱桃番茄切成小瓣，再一起倒入碗中，加入酸奶拌匀即可

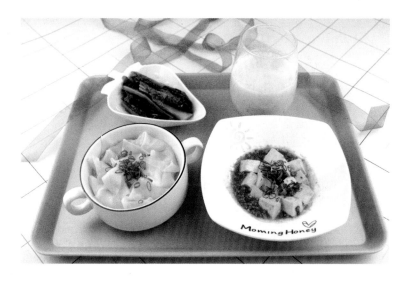

餐次	菜肴名称	材料 + 用量
晚餐	肉末豆腐	牛肉（里脊）10 g，豆腐 45 g，小葱 10 g，淀粉 5 g，姜 3 g，玉米油 6 g，生抽 3 g，食盐 1 g，鸡精 0.5 g
	海鲜小馄饨	馄饨皮 12 张（含面粉 45 g），玉米（鲜）55 g，贻贝肉（鲜）20 g，猪肉（瘦）5 g，小葱 5 g，姜 3 g，芝麻油 2 g，鸡精 1 g，食盐 1 g
	清炒油麦菜	油麦菜 80 g，蒜 5 g，玉米油 3 g，食盐 1 g
晚加餐	豆浆	鹰嘴豆 15 g，黄豆 12 g，红枣（干）5 g

制作方法

肉末豆腐	1. 牛肉剁成肉末，豆腐切小方块，姜切姜末，小葱切葱花，淀粉加水调制成湿淀粉备用 2. 锅中烧油，炒香姜末，倒入肉末大火翻炒 1 分钟，倒入豆腐、生抽，加适量水小火焖煮 5 分钟，再倒入湿淀粉轻轻搅拌收汁，加盐、鸡精调味，撒上葱花即可
海鲜小馄饨	1. 将猪瘦肉、贻贝肉混合剁成肉泥，玉米、姜切成细末，小葱切葱花备用 2. 肉泥中加入玉米、姜末、鸡精、盐和少许水搅拌均匀做成馅料 3. 包馄饨：馄饨皮沿对角线切成两个三角形（这样就可以做出迷你馄饨），包入馅料收口 4. 煮馄饨：锅中加水烧开，倒入馄饨煮熟后盛碗，碗中倒入适量馄饨汤，加盐、芝麻油、葱花即可
清炒油麦菜	1. 将油麦菜洗净，切小段，再焯水 1 分钟捞出，蒜切片备用 2. 锅中烧油，倒入蒜片炒香，再倒入油麦菜大火翻炒成熟，加盐调味即可

食物量与《中国备孕妇女平衡膳食宝塔》推荐比较

食物种类	本食谱中食物量（g）	膳食宝塔推荐食物量（g）	食物种类	本食谱中食物量（g）	膳食宝塔推荐食物量（g）
食盐	5	<6	肉禽蛋鱼类	140	130~180
烹调油	25	25~30	瘦畜禽肉	40	40~65
奶及奶制品	300	300	鱼虾类	50	40~65
大豆类（以干豆计）	20	15	蛋类	50	50
坚果	13	10	蔬菜类	403	300~500
谷薯类	250	250~300	水果类	255	200~350

食谱提供的营养素

能量：1 810 kcal	蛋白质：74.7 g	碳水化合物：252.4 g
脂肪：55.3 g	膳食纤维：22 g	
维生素A：788 μgRAE	维生素B$_1$：1.01 mg	维生素B$_2$：1.28 mg
维生素B$_6$：0.36 mg	维生素C：149.7 mg	维生素E：42.64 mg
钙：964 mg	磷：1 351.5 mg	钾：2 839.4 mg
镁：474 mg	铁：25 mg	锌：12.19 mg
硒：56.16 μg	铜：2.12 mg	

促排阶段食谱营养分析

1. 食谱选用了不同种类食材，如蛋类、奶类、畜类、禽类、水产品类、水果类、蔬菜类、豆类、坚果类以及植物油等多达40余种，达到食物多样化要求。

2. 食谱中三大营养素供能比分别为：蛋白质16.5%，脂肪27.5%，碳水化合物56.0%。蛋白质供能比略高于推荐范围（10%～15%、20%～30%、50%～65%），这对促进卵泡生长有利。同时蛋白质与碳水化合物的三餐分布均匀，有效提升了各餐次蛋白质的利用率。

3. 早、午、晚餐供能比分别为30%、40%、30%，满足膳食供能推荐比例要求（25%～30%、30%～40%、30%～40%）。

4. 考虑到备孕期钙的储备，本食谱选用了豆腐、豆浆、牛奶、酸奶等含钙丰富的食材，提供钙达964 mg，比备孕女钙推荐标准（800 mg）略高，这对解决传统膳食中钙摄入量低导致负钙平衡的状态是有利的。将奶制品同水果一起烹饪，口味更易被接受，同时减轻乳糖不耐受症状。

5. 食谱的脂肪来源有亚麻籽、黑芝麻、松子仁以及水产品贻贝、扇贝、基围虾，并使用橄榄油，以增加不饱和脂肪酸供应，平衡脂肪酸比例，对控制血脂、改善脂肪肝、调节激素水平有利。

取卵阶段一日定量食谱

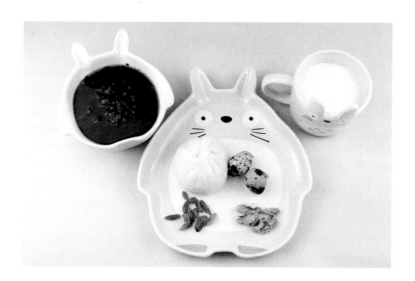

早餐

餐次	菜肴名称	材料 + 用量
早餐	水煮鹌鹑蛋	鹌鹑蛋（去壳）50 g
	冬菜鲜肉包	面粉 20 g，冬菜 20 g，猪肉（瘦）5 g，大葱 5 g，姜 3 g，芝麻油 2 g，酵母 1 g，生抽 1 g，食盐 0.5 g
	酸奶	酸奶 250 g
早加餐	红豆薏米汤	红豆 25 g，薏米 20 g
	坚果 + 果干	核桃仁（干）5 g；葡萄干 5 g

制作方法

冬菜鲜肉包	1. 面粉中加入酵母、适量水揉成光滑的面团，盖上保鲜膜室温下静置发酵至面团膨胀到两倍大 2. 将猪肉剁成肉末，姜切成小颗粒，冬菜提前浸泡 10 分钟（去掉多余盐分）洗净切成冬菜末，大葱切成葱末备用 3. 将冬菜、大葱、姜粒、肉末混合，加生抽、芝麻油、盐拌匀成肉馅 4. 将发酵好的面团擀成中间厚两边薄的圆形面皮，包入肉馅捏好褶子收口，放蒸锅中再次醒发 20 分钟，再开火蒸熟即可
红豆薏米汤	1. 将红豆、薏米提前浸泡一晚 2. 锅中加水烧开，倒入红豆、薏米，小火熬至红豆和薏米开花即可

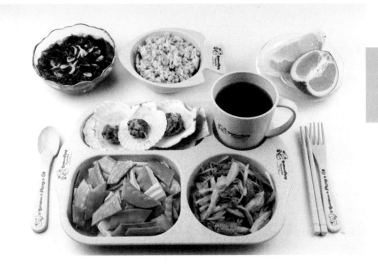

餐次	菜肴名称	材料 + 用量
午餐	杂粮米饭	大米 30 g，玉米（黄，干）25 g，荞麦 20 g
	紫菜虾皮汤	紫菜（干）5 g，虾皮 5 g，小葱 5 g，姜 1 g，芝麻油 2 g
	焗扇贝	扇贝肉（鲜）25 g，甜椒 10 g，奶酪 6 g，蒜 5 g，黄油 4 g，食盐 0.5 g
	平菇炒猪肝	猪肝 15 g，猪血 10 g，小白菜 50 g，平菇 30 g，小葱 5 g，料酒 5 g，玉米油 5 g，生抽 1 g，食盐 1 g
	荷兰豆炒腐竹	荷兰豆 80 g，腐竹 20 g，菜籽油 4 g，食盐 1 g
午加餐	三红汤	花生仁 5 g，桂圆（干）5 g，红枣（干）5 g
	水果	橙子 70 g，柚 70 g

制作方法

紫菜虾皮汤	1. 紫菜、虾皮洗净，姜切片，小葱切葱花备用 2. 锅中烧水倒入姜片，待水沸腾时倒入紫菜和虾皮中火煮 5 分钟，盛出淋上芝麻油，撒上葱花即可
焗扇贝	1. 扇贝肉从壳中取出，将壳、肉洗净，再把肉装回壳中，蒜、甜椒、奶酪切成小颗粒备用 2. 锅中倒入黄油加热至融化，倒入蒜粒、甜椒粒炒香，加盐调味装碗 3. 依次将蒜蓉红椒粒、奶酪铺在扇贝中，放入预热好上下火 170℃ 烤箱，烤制 10 分钟即可
平菇炒猪肝	1. 猪肝提前用水浸泡好，再切薄片加料酒腌制 10 分钟，猪血切成小块在沸水中煮 1 分钟捞出备用 2. 小白菜洗净切成小段焯水 1 分钟捞出，平菇洗净撕成小片，小葱切成葱花备用 3. 锅中烧油，倒入猪肝、猪血大火翻炒 1 分钟，再倒入平菇、小白菜翻炒成熟，加盐、生抽调味，撒上葱花即可
荷兰豆炒腐竹	1. 腐竹泡软后切成 5 cm 的长段，荷兰豆洗净切成小段再煮熟备用 2. 锅中烧油，倒入荷兰豆大火翻炒 1 分钟，再倒入腐竹翻炒成熟，加盐调味即可
三红汤	1. 红枣去核切成小颗粒，桂圆去壳去核，花生仁洗净备用 2. 锅中烧水，倒入花生、桂圆、红枣大火煮沸，转小火加热 40 分钟即可

晚餐

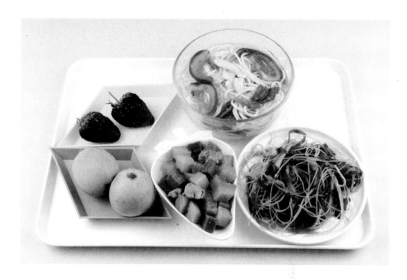

餐次	菜肴名称	材料+用量
晚餐	红黄兔肉	兔肉（带骨）20 g，土豆 50 g，冬瓜 50 g，胡萝卜 20 g，花生油 6 g，料酒 5 g，生抽 3 g，食盐 1 g，鸡精 1 g
	凉拌三丝	黄瓜 35 g，海带丝（浸）30 g，豌豆粉丝（干）10 g，小红尖辣椒 5 g，芝麻油 3 g，醋 4 g，生抽 3 g
	奶汤龙利面	玉米面条 50 g，落葵（软浆叶/豆腐菜）50 g，番茄 30 g，龙利鱼肉 15 g，菜籽油 3 g，食盐 1 g
晚加餐	水果	枇杷 120 g，草莓 70 g

制作方法

红黄兔肉	1. 兔肉洗净切块用料酒腌制 10 分钟，土豆、冬瓜、胡萝卜去皮切块备用 2. 锅中烧油，倒入兔肉中火翻炒 1 分钟，加入生抽再翻炒片刻，加适量水 3. 待锅中沸腾后倒入土豆、胡萝卜和冬瓜焖熟收汁，加盐、鸡精调味即可
凉拌三丝	1. 海带丝提前浸泡好，黄瓜切细丝，小红尖辣椒切小颗粒备用 2. 将粉丝、黄瓜、海带倒入沸水中煮熟，过凉开水捞出装碗，加生抽、醋、芝麻油、辣椒粒拌匀即可
奶汤龙利面	1. 龙利鱼切片后用盐腌制 10 分钟，番茄切片，落葵洗净撕成小片备用 2. 锅中烧油，倒入龙利鱼煎制 5 分钟盛出备用 3. 锅中加水烧开，下玉米面条煮 3 分钟，再倒入番茄、落葵煮熟后盛碗，摆上龙利鱼加盐调味即可

食物量与《中国备孕妇女平衡膳食宝塔》推荐比较

食物种类	本食谱中 食物量（g）	膳食宝塔 推荐食物量（g）	食物种类	本食谱中 食物量（g）	膳食宝塔 推荐食物量（g）
食盐	5	<6	肉禽蛋鱼类	145	130~180
烹调油	25	25~30	瘦畜禽肉	50	40~65
奶及奶制品	310	300	鱼虾类	45	40~65
大豆类（以干豆计）	10	15	蛋类	50	50
坚果	10	10	蔬菜类	439	300~500
谷薯类	250	250~300	水果类	345	200~350

食谱提供的营养素

能量：1 801 kcal	蛋白质：73.3 g	碳水化合物：247.8 g
脂肪：57.6 g	膳食纤维：17.9 g	
维生素A：1 573 μgRAE	维生素B_1：0.82 mg	维生素B_2：1.65 mg
维生素B_6：0.35 mg	维生素C：183.3 mg	维生素E：38.42 mg
钙：917 mg	磷：1 149 mg	钾：2 881 mg
镁：415 mg	铁：35 mg	锌：13.67 mg
硒：51.81 μg	铜：2.35 mg	

取卵阶段食谱营养分析

1. 食谱选用了不同种类食材，如蛋类、奶类、畜类、禽类、水产品类、水果类、蔬菜类、豆类、坚果类以及植物油等合计40余种，达到食物多样化要求。

2. 食谱中三大营养素供能比分别为：蛋白质16.3%，脂肪28.8%，碳水化合物54.9%。蛋白质供能比略高于推荐范围（10%～15%、20%～30%、50%～65%），这是出于对取卵后加速卵巢修复和预防腹水的考虑。

3. 考虑到取卵术后试管妈妈的体力活动尤其晚餐后活动较之前减少，故食谱早、午、晚餐供能比分别为32%、40%、28%,早餐供能略高于标准,晚餐略低于标准(25%～30%、30%～40%、30%～40%），以控制体重及避免夜间消化不良。

4. 食谱选用多种有利水利尿功效的食材，如红豆、薏米、冬瓜，并安排三红汤、紫菜虾皮汤、红豆薏米汤等多种汤品，以增加水分摄入促进腹水排出。

5. 食谱提供17.9 g膳食纤维，未达到每日25～30g推荐标准，是考虑到过多膳食纤维会让取卵后已出现食欲和消化能力降低的试管妈妈症状加重。但膳食纤维对预防便秘、控制血脂、血糖有重要作用，选用荞麦、玉米与大米混合煮成杂粮米饭，玉米面做成面条以增加膳食纤维摄入。

移植阶段一日定量食谱

早餐

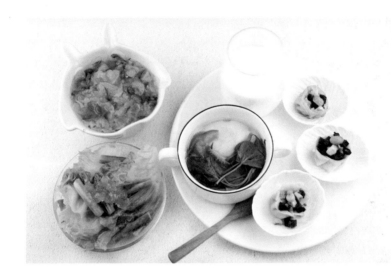

餐次	菜肴名称	材料＋用量
早餐	牛奶	牛奶 250 g
	紫薯烧麦	饺子皮 3 张（含面粉 15 g），紫薯 60 g，玉米（鲜）25 g，糯米 15 g，青豆 5 g，姜 5 g，食盐 0.5 g
	水叶荷包蛋	鸡蛋（去壳）50 g，番茄 30 g，甘薯叶 10 g，芝麻油 3 g，食盐 0.5 g
早加餐	蔬菜沙拉	芦笋 20 g，生菜 20 g，苹果酱 6 g
	枸杞银耳羹	银耳（干）8 g，枸杞 5 g，柚子皮 3 g，冰糖 5 g

制作方法

紫薯烧麦	1. 糯米提前浸泡一晚，紫薯去皮切成小块，姜切末，青豆、玉米洗净备用 2. 将糯米、青豆、玉米、紫薯混合，加姜末、盐搅拌均匀调成馅料 3. 将馅料包入饺子皮里，沿一个方向捏起褶子成烧麦样，上锅蒸熟即可
水叶荷包蛋	1. 将番茄切片，甘薯叶洗净备用 2. 锅中加水烧开，转小火将鸡蛋磕入锅中煮 5 分钟，再倒入番茄、甘薯叶煮熟，加盐、芝麻油调味即可
蔬菜沙拉	1. 芦笋切成小段，生菜撕成小片备用 2. 锅中加水烧开，将芦笋、生菜煮熟后捞出装入碗中，加苹果酱搅拌均匀即可
枸杞银耳羹	1. 银耳、枸杞提前浸泡好，柚子皮洗净去掉白瓤切成细丝备用 2. 将银耳、柚子皮、枸杞放入电饭煲中，加适量水、冰糖熬至银耳软烂即可

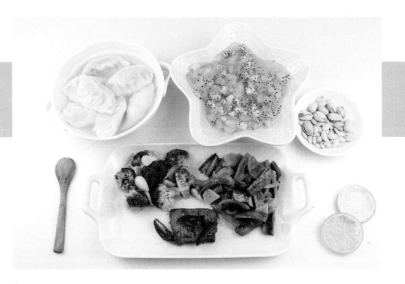

午餐

餐次	菜肴名称	材料＋用量
午餐	菠菜饺子	饺子皮 10 张（面粉 50 g），冬瓜 40 g，菠菜 20 g，胡萝卜 20 g，虾皮 5 g，紫菜（干）3 g，芝麻油 3 g，食盐 0.5 g
	洋葱焖鳝段	黄鳝（去骨）35 g，丝瓜 30 g，洋葱 30 g，甜椒 20 g，蒜 5 g，料酒 5 g，菜籽油 5 g，生抽 3 g，食盐 0.5 g
	百合西兰花	西兰花 35 g，百合（鲜）25 g，蒜 5 g，花生油 4 g，食盐 0.5 g
	煎小牛	牛肉（瘦）20 g，樱桃番茄 10 g，料酒 5 g，小葱 5 g，玉米油 6 g，食盐 0.5 g
午加餐	水果冻	中华猕猴桃 90 g，火龙果 90 g，琼脂粉 15 g
	坚果	南瓜子仁 5 g，开心果仁 5 g

制作方法

菠菜饺子	1. 将菠菜、冬瓜、胡萝卜、紫菜、虾皮切成小碎末，加盐、芝麻油搅拌制成馅料 2. 将馅料包入饺子皮中，再将饺子煮熟即可
洋葱焖鳝段	1. 黄鳝、丝瓜、洋葱切成细条，甜椒、蒜切片备用 2. 锅中烧油，炒香蒜片，倒入黄鳝、料酒大火翻炒 1 分钟，再倒入少量水、生抽小火加盖焖 5 分钟 3. 最后倒入丝瓜、洋葱、甜椒继续焖熟，大火收汁加盐调味即可
百合西兰花	1. 西兰花切成小朵，蒜切片，百合洗净备用 2. 锅中加水烧开，倒入西兰花煮 5 分钟捞出备用 3. 锅中烧油，炒香蒜片，倒入西兰花、百合大火翻炒成熟，加盐调味即可
煎小牛	1. 将牛肉用料酒、盐腌制 10 分钟，樱桃番茄切块，小葱切葱花备用 2. 锅中刷油，放入牛肉小火煎熟，用樱桃番茄做装饰装盘，撒上葱花即可
水果冻	1. 猕猴桃、火龙果取果肉切成小丁备用 2. 将琼脂粉加 150 ml 热水溶解，待水放凉后倒入切好的水果粒，常温下放置 30 分钟至果冻成型即可

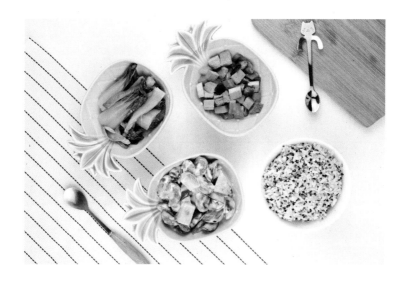

餐次	菜肴名称	材料＋用量
晚餐	豆干羊肉粒	羊肉（瘦）20 g，豆腐干 25 g，甜椒 20 g，莴笋 20 g，淀粉 5 g，料酒 5 g，玉米油 5 g，生抽 2 g，鸡精 1 g，食盐 1 g
	平菇小油菜	油菜 40 g，平菇 40 g，玉米油 4 g，食盐 1 g
	藜麦饭	大米 45 g，藜麦 20 g，小米 15 g
晚加餐	水果酸奶	葡萄 80 g，木瓜 50 g，酸奶 50 g

制作方法

豆干羊肉粒	1. 豆腐干、莴笋、甜椒切丁，羊肉切丁加料酒腌制 10 分钟，再裹上淀粉 2. 锅中烧油，倒入羊肉粒大火翻炒 2 分钟，再倒入豆腐干、莴笋、甜椒翻炒成熟，加盐、鸡精和生抽调味即可
平菇小油菜	1. 平菇撕成小片，油菜切成小段备用 2. 锅中加水烧开，将平菇、油菜焯水捞出备用 3. 锅中烧油，倒入平菇大火翻炒 1 分钟，再倒入油菜翻炒成熟，加盐调味即可
水果酸奶	木瓜取果肉切小块，葡萄洗净切成 3 瓣，装入碗中加入酸奶拌匀即可

食物量与《中国备孕妇女平衡膳食宝塔》推荐比较

食物种类	本食谱中食物量（g）	膳食宝塔推荐食物量（g）	食物种类	本食谱中食物量（g）	膳食宝塔推荐食物量（g）
食盐	5	<6	肉禽蛋鱼类	130	130~180
烹调油	30	25~30	瘦畜禽肉	40	40~65
奶及奶制品	300	300	鱼虾类	40	40~65
大豆类（以干豆计）	16.4	15	蛋类	50	50
坚果	10	10	蔬菜类	466	300~500
谷薯类	250	250~300	水果类	310	200~350

食谱提供的营养素

能量：1 806 kcal	蛋白质：68.4 g	碳水化合物：254.2 g
脂肪：57.4 g	膳食纤维：20.4 g	
维生素A：1 348 μgRAE	维生素B$_1$：1 mg	维生素B$_2$：1.97 mg
维生素B$_6$：0.44 mg	维生素C：233.5 mg	维生素E：29.64 mg
钙：809 mg	磷：1 230.2 mg	钾：2 652.1 mg
镁：385 mg	铁：23 mg	锌：12.86 mg
硒：45.07 μg	铜：3.8 mg	

移植阶段食谱营养分析

1. 食谱选用多达40余种食材，其中蔬菜466 g，水果310 g，肉类130 g，谷薯类250 g，种类齐全，营养均衡。

2. 食谱中三大营养素供能比分别为：蛋白质15.1%，脂肪28.6%，碳水化合物56.3%，在推荐标准范围内（10%～15%、20%～30%、50%～65%）。

3. 早、午、晚餐供能比分别为30%、40%、30%，满足膳食供能推荐比例要求（25%～30%、30%～40%、30%～40%）。

4. 考虑到维生素E对女性生殖功能调节有重要作用，可改善移植后子宫内膜容受性，故食谱中维生素E含量达29.64 mg，比中国备孕妇女维生素E推荐摄入量（14 mg）高。其中南瓜子仁、开心果仁、芝麻油、菜籽油、玉米油等均为维生素E的优质来源。

5. 胚胎移植后试管妈妈易思虑过多，出现食欲降低、食量减少的表现。故食谱保障了足量的钾、钙、镁元素，利于消除神经系统紧张，并选用紫、绿、红、白多种颜色食材进行搭配，还有煎牛排、水果冻、蔬菜沙拉等多种方式烹饪食材以促进食欲。

6. 食谱选用了多种含铁丰富的食材，提供铁达23 mg，达到备孕妇女每日铁20 mg的推荐标准。其中牛肉、羊肉为吸收和利用率特别高的血红素铁来源，同时食谱提供充足的维生素C利于铁的吸收利用。

早孕阶段一日定量食谱

早餐

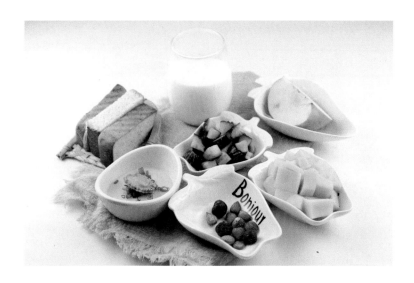

餐次	菜肴名称	材料 + 用量
早餐	牛奶	牛奶 250 g
	切片面包	切片面包 60 g
	坚果	杏仁 5 g，榛子仁 5 g
	拌黄瓜	黄瓜 60 g，大葱 3 g，醋 3 g，橄榄油 3 g，生抽 1 g
早加餐	鸡蛋鲍仔羹	鸡蛋（去壳）50 g，鲍鱼肉 5 g，小葱 5 g，芝麻油 1 g，食盐 1 g
	水果	梨 100 g，芒果 60 g

制作方法

拌黄瓜	1. 黄瓜洗净切块，大葱洗净切成葱花备用 2. 将黄瓜和大葱装入碗中，加生抽、醋、橄榄油拌匀即可
鸡蛋鲍仔羹	1. 将鸡蛋磕入碗中打散，鲍鱼肉洗净，小葱切成葱花备用 2. 蛋液中加入盐、芝麻油和适量水拌匀 3. 分别将蛋液、鲍鱼放蒸锅中蒸熟，再将鲍鱼轻轻摆放在蒸蛋上，撒上葱花即可

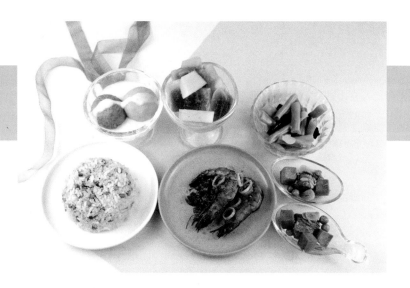

餐次	菜肴名称	材料 + 用量
午餐	绿豆饭	大米 55 g，绿豆 15 g，小米 5 g
	干烧明虾	明虾 20 g（2 只），大葱 10 g，蒜 5 g，白砂糖 8 g，番茄酱 5 g，豆瓣酱 4 g，菜籽油 5 g，醋 2 g
	炝炒四季豆	四季豆 50 g，蒜 5 g，菜籽油 3 g，辣椒（干）2 g，食盐 1 g
	南瓜排骨	猪大排 25 g，南瓜 20 g，豌豆 10 g，料酒 5 g，姜 5 g，蒜 5 g，玉米油 4 g，生抽 5 g，食盐 1 g
午加餐	酸奶土豆泥	酸奶 50 g，红薯 50 g，土豆 30 g
	水果	木瓜 100 g，哈密瓜 50 g

制作方法

干烧明虾	1. 明虾沿背部剪开去掉虾线洗净，蒜切成小颗粒，大葱切成葱花备用 2. 锅中烧油，将蒜、番茄酱、豆瓣酱炒香，倒入明虾翻炒 3 分钟，再倒入白砂糖、醋中火翻炒 2 分钟，撒上葱花即可
炝炒四季豆	1. 四季豆处理干净后掰成小段煮熟捞出，蒜切片，干辣椒切段备用 2. 锅中烧油将蒜片、干辣椒炒香，倒入四季豆中火翻炒成熟，加盐调味即可
南瓜排骨	1. 南瓜去皮切成小块，姜切末，蒜切片，豌豆洗净备用 2. 猪大排用料酒、姜末腌制 10 分钟 3. 锅中刷油炒香蒜片，倒入猪大排煎至两面金黄，加水、生抽大火烧开转小火焖煮 15 分钟，再倒入南瓜、豌豆继续焖熟，大火收汁加盐调味即可
酸奶土豆泥	将土豆、红薯去皮切块，上锅蒸熟取出各自装碗，再碾压成泥，用手搓成球状，淋上酸奶即可

午餐

晚餐

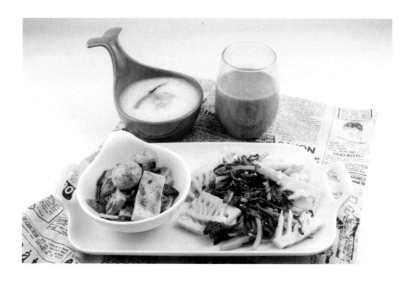

餐次	菜肴名称	材料＋用量
晚餐	虫草鸽子粥	大米 45 g，鸽肉 15 g，冬虫夏草 5 g，食盐 0.5 g
	千页鱼丸	鲑鱼肉（三文鱼）20 g，千页豆腐 25 g，彩椒 10 g，淀粉 5 g，小葱 5 g，蒜 5 g，姜 3 g，菜籽油 5 g，辣椒酱 2 g，食盐 0.5 g
	蒜蓉茼蒿	玉兰片 90 g，茼蒿 50 g，蒜 5 g，玉米油 4 g，食盐 1 g
晚加餐	紫米豆浆	紫红糯米 15 g，小米 10 g，黄豆 5 g

制作方法

虫草鸽子粥	1. 大米淘洗干净，鸽肉切小块，冬虫夏草洗净备用 2. 将以上食材倒入电饭煲中加水煮成米粥，加盐调味即可
千页鱼丸	1. 千页豆腐切小块，彩椒、蒜切片，姜切末，小葱切葱花备用 2. 三文鱼剁成肉泥，加淀粉和姜末拌匀搓成鱼丸 3. 锅中烧水，沸腾后转小火将鱼丸煮 1 分钟定型 4. 锅中烧油，将蒜片和辣椒酱炒香，加水大火烧开，倒入千页豆腐、鱼丸煮 3 分钟，最后倒入彩椒大火收汁，加盐调味撒上葱花即可
蒜蓉茼蒿	1. 茼蒿切成小段，蒜切成蒜末，玉兰片洗净备用 2. 锅中烧水，分别将玉兰片煮 5 分钟，茼蒿煮 1 分钟捞出备用 3. 锅中烧油，炒香蒜末，倒入玉兰片大火翻炒 1 分钟，再倒入茼蒿继续翻炒 1 分钟，加盐调味即可

食物量与《中国备孕妇女平衡膳食宝塔》推荐比较

食物种类	本食谱中食物量（g）	膳食宝塔推荐食物量（g）	食物种类	本食谱中食物量（g）	膳食宝塔推荐食物量（g）
食盐	5	<6	肉禽蛋鱼类	135	130~180
烹调油	25	25~30	瘦畜禽肉	40	40~65
奶及奶制品	300	300	鱼虾类	45	40~65
大豆类（以干豆计）	13.6	15	蛋类	50	50
坚果	10	10	蔬菜类	353	300~500
谷薯类	290	250~300	水果类	310	200~350

食谱提供的营养素

能量：1 800 kcal	蛋白质：65.8 g	碳水化合物：251.8 g
脂肪：58.7 g	膳食纤维：25.9 g	
维生素A：831 µgRAE	维生素B$_1$：0.98 mg	维生素B$_2$：1.24 mg
维生素B$_6$：0.22 mg	维生素C：118.7 mg	维生素E：31.64 mg
钙：736 mg	磷：1 014.8 mg	钾：2 501.8 mg
镁：325 mg	铁：25 mg	锌：10.03 mg
硒：53.02 µg	铜：2.6 mg	

早孕阶段食谱营养分析

1. 食谱选用了不同种类食材，如蛋类、奶类、畜类、禽类、水产品类、水果类、蔬菜类、豆类、坚果类以及植物油等共计 40 余种。食物多样化程度高，营养全面，能保障孕早期各营养素供应。

2. 食谱中三大营养素供能比例分别为：蛋白质 14.6%，脂肪 29.4%，碳水化合物 56%，在推荐标准范围内（10% ～ 15%、20% ～ 30%、50% ～ 65%）。

3. 早、午、晚餐供能比分别为30%、40%、30%，满足膳食供能推荐比例要求（25% ～ 30%、30% ～ 40%、30% ～ 40%）。

4. 食谱提供了足量的主食，并以多种烹饪方式呈现，如西式点心、中式点心、粥、米饭等，以保障早孕阶段碳水化合物摄入，避免进食困难或孕吐严重者出现酮体累积。

5. 考虑到孕期试管妈妈易出现便秘问题，故食谱提供膳食纤维多达 25.9 g，以预防及缓解便秘症状。

6. 食谱选用了富含二十二碳六烯酸（DHA）的三文鱼、鸡蛋等食材，DHA 对胎儿大脑及视觉功能发育有重要作用。做成蛋羹及鱼丸的形式，更利于孕早期试管妈妈的消化吸收。

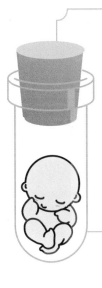

第四部分

营养菜谱
制作详解

体检阶段菜谱

本节补铁菜谱使用多种含铁食材，其中牛肉、猪肝、猪血为吸收利用率特别高的血红素铁来源，同时菜谱添加富含维生素 C 的蔬菜以帮助非血红素铁吸收。

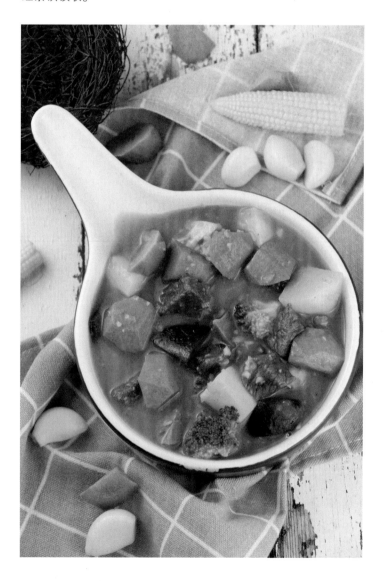

咖喱牛腩

2 人份：能量 732 kcal，蛋白质 28.8 g，脂肪 47.5 g，碳水
化合物 47.2 g，铁 4 mg

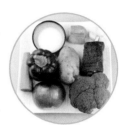

【材料】牛腩 120 g，西兰花 80 g，土豆 80 g，胡
萝卜 60 g，红椒 40 g，洋葱 30 g，咖喱块
18 g，蒜 10 g，湿淀粉（含淀粉 10 g），菜籽
油 10 g，白砂糖 3 g，食盐 2 g

【做法】1. 牛腩、胡萝卜、土豆切小块，西兰花切小朵，红椒切片，蒜、
洋葱切小颗粒备用。

2. 锅中烧油，将蒜粒、洋葱粒炒香，倒入咖喱块中火翻炒 2 分
钟，再倒入牛腩翻炒 2 分钟，加适量水小火炖 35 分钟。

3. 再倒入西兰花、胡萝卜、土豆、红椒炖熟，加入湿淀粉慢
慢搅拌收汁，加盐、糖调味即可。

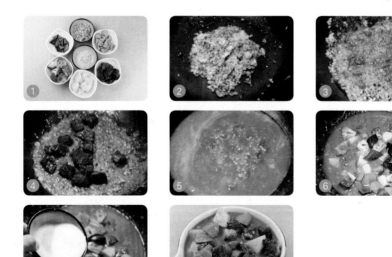

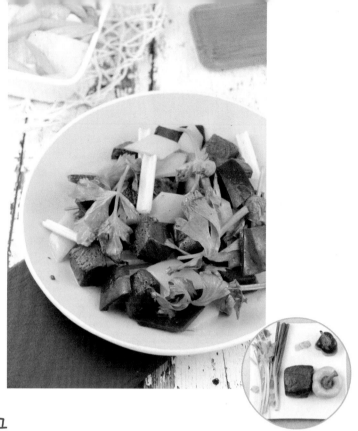

芹菜猪血

2 人份：能量 208 kcal，蛋白质 20.3 g，脂肪 10.7 g，碳水化合物 7.5 g，铁 15 mg

【材料】猪血块 150 g，芹菜 70 g，黄、红甜椒各 40 g，姜 5 g，小葱 5 g，菜籽油 10 g，料酒 5 g，生抽 5 g，食盐 2 g，鸡精 1 g

【做法】1. 猪血切小块，甜椒、姜切片，芹菜、小葱切段备用。

2. 将猪血块冷水下锅，加料酒开火加热，煮沸后 1 分钟捞出。

3. 锅中烧油，将姜片和葱段炒香，倒入猪血大火快速翻炒 2 分钟。

4. 再倒入甜椒和芹菜翻炒成熟，加盐、生抽、鸡精调味即可。

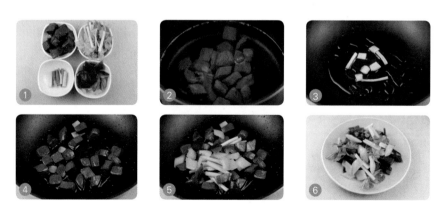

小贴士 轻轻沿同一方向推动猪血，避免破碎。

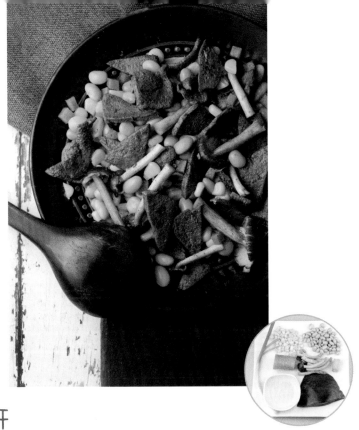

五彩猪肝

2 人份：能量 626 kcal，蛋白质 48.9 g，脂肪 21.9 g，碳水化合物 57.8 g，铁 34 mg

【材料】猪肝 100 g，胡萝卜 50 g，茶树菇 50 g，青豆 45 g，玉米粒 45 g，鸡蛋清 20 g，姜 5 g，小葱 5 g，菜籽油 10 g，料酒 5 g，醋 5 g，生抽 5 g，食盐 2 g，鸡精 1 g

【做法】1. 将青豆煮熟捞出备用。

2. 玉米粒洗净，胡萝卜切小丁，茶树菇、小葱切段，姜切片备用。

3. 猪肝提前浸泡 1 小时，切薄片装碗，加入料酒和鸡蛋清拌匀。

4. 锅中烧油，将葱段、姜片大火炒香，倒入猪肝翻炒 1 分钟，再倒入胡萝卜、玉米、青豆和茶树菇翻炒成熟，加盐、生抽、鸡精、醋调味即可。

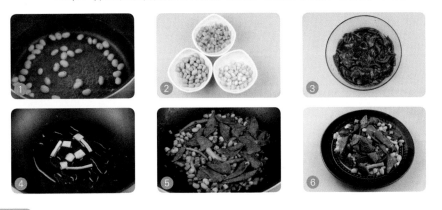

小贴士　青豆需彻底煮熟，避免食用后胀气。

藜麦牛肉羹

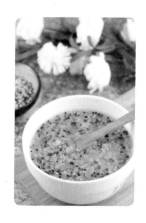

2 人份：能量 463 kcal，蛋白质 25.5 g，脂肪 11.5 g，碳水化合物 64.1 g，铁 8 mg

【材料】牛肉 80 g，三色藜麦 70 g，胡萝卜 50 g，蟹味菇 50 g，淀粉 5 g，小葱 5 g，姜 5 g，菜籽油 8 g，食盐 1.5 g

【做法】1. 三色藜麦提前浸泡 2 小时，牛肉剁成肉末，蟹味菇、胡萝卜切成小颗粒，小葱切成葱段，姜切片，淀粉调成湿淀粉备用。

2. 牛肉末中加葱段、姜片腌制 10 分钟。

3. 锅中烧油，倒入牛肉末大火翻炒至变色，再倒入三色藜麦和适量水小火煮 15 分钟，最后倒入蟹味菇和胡萝卜煮熟。

4. 将湿淀粉慢慢倒入锅中轻轻搅拌收汁，加盐调味即可。

多彩丸子汤

2 人份：能量 308 kcal，蛋白质 30.2 g，脂肪 12.8 g，碳水化合物 17.6 g，铁 9 mg

【材料】猪瘦肉末 120 g，芥菜 100 g，胡萝卜 65 g，黑木耳（水发）60 g，鸡蛋清 20 g，姜 5 g，料酒 5 g，芝麻油 5 g，食盐 1.5 g

【做法】1. 芥菜洗净，焯水 1 分钟捞出备用。

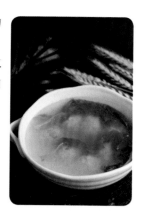

2. 胡萝卜、黑木耳洗净切粒，姜切末备用。

3. 猪肉末中加姜末、料酒腌制 10 分钟，再加入胡萝卜粒、黑木耳粒、鸡蛋清、盐拌匀，搓成大小均匀的肉丸。

4. 锅中加水烧开，转小火轻轻放入肉丸煮 10 分钟，再倒入芥菜煮 2 分钟加盐调味，装碗后滴入芝麻油即可。

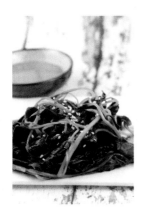

麻酱苋菜

2 人份：能量 309 kcal，蛋白质 10.7 g，脂肪 21.3 g，碳水化合物 18.6 g，铁 17 mg

【材料】红苋菜 200 g，芝麻酱 20 g，白芝麻（熟）5 g，生抽 8 g，芝麻油 8 g，白砂糖 3 g

【做法】1. 红苋菜洗净，在沸水中煮 3 分钟捞出装碗。

2. 芝麻酱中加入芝麻油、生抽和白砂糖拌匀成酱汁。

3. 将酱汁淋在红苋菜上，撒上白芝麻即可。

烩什锦

2 人份：能量 139 kcal，蛋白质 6 g，脂肪 8.8 g，碳水化合物 9 g，铁 7 mg

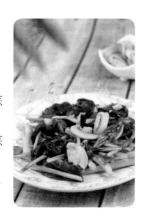

【材料】白蘑菇 80 g，黑木耳（水发）70 g，菜心 70 g，蒜 5 g，菜籽油 8 g，食盐 2 g

【做法】1. 白蘑菇、黑木耳切片，菜心洗净焯水后切段，蒜切蒜片备用。

2. 锅中烧油将蒜片炒香，倒入黑木耳、菜心和蘑菇，中火翻炒成熟，加盐调味即可。

嫩炒牛肉粒

2 人份：能量 425 kcal，蛋白质 38 g，脂肪 12.2 g，碳水化合物 41.2 g，铁 10 mg

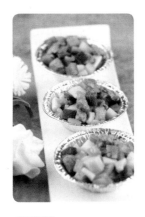

【材料】牛肉（里脊）150 g，红椒 110 g，青椒 100 g，洋葱 90 g，高笋 90 g，淀粉 20 g，菜籽油 10 g，料酒 5 g，生抽 5 g，食盐 2 g

【做法】1. 将牛肉、洋葱、青椒、红椒、高笋洗净切成小丁备用。

2. 牛肉丁加料酒、生抽腌制 15 分钟，再裹上淀粉。

3. 锅中烧油炒香洋葱，倒入牛肉丁大火翻炒 3 分钟。

4. 倒入青椒、红椒和高笋翻炒成熟，加盐调味即可。

小贴士　牛肉加淀粉既让口感更嫩滑，又减少营养流失。

体检阶段菜谱　补铁菜谱

本节补碘菜谱使用富含碘的多种食材，如海带、紫菜、虾米、干贝、虾酱、海鱼等，可有效增加孕前碘储备。

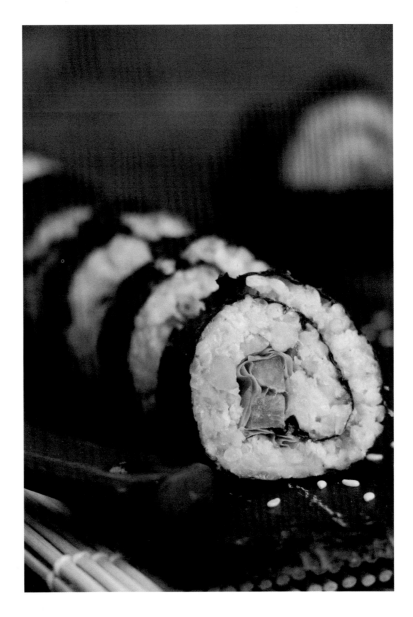

紫菜海味卷

1~2 人份：能量 313 kcal，蛋白质 19.8 g，脂肪 1.4 g，碳水化合物
55.4 g，碘 359.4 μg

【材料】大米 50 g，糯米 15 g，生菜 30 g，胡萝卜 20 g，虾米
15 g，干贝 10 g，紫菜 8 g

【工具】寿司竹帘

【做法】1. 大米、糯米混合在一起淘洗干净，倒入电饭煲加水煮
成米饭。

2. 虾米、干贝洗净后浸泡 1 小时，上锅蒸熟再切碎备用。

3. 胡萝卜、生菜切成细条，下锅煮熟捞出备用。

4. 寿司竹帘上依次铺一张紫菜，一层米饭，铺好的米饭用勺子压平，再均
匀撒上虾米和干贝碎。

5. 在米饭下端摆上胡萝卜和生菜，用力握紧竹帘慢慢卷起，稍压一会儿定
型，切成小块即可。

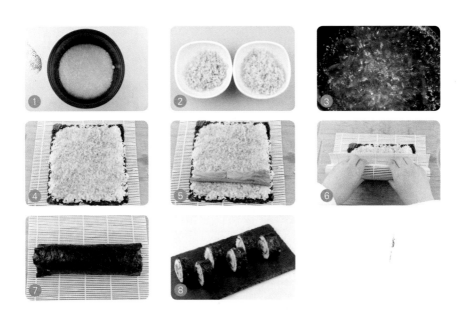

小贴士 竹帘用力裹紧，大拇指往前推，其余四指往里压，这样做出的卷才不会散。

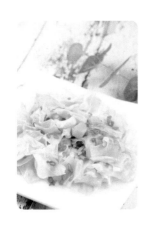

金贝包菜

2人份：能量 313 kcal，蛋白质 39.7 g，脂肪 12.1 g，碳水化合物 11.2 g，碘 193 μg

【材料】包菜 200 g，干贝 50 g，虾米 20 g，姜 5 g，小葱 5 g，菜籽油 10 g，食盐 1.5 g

【做法】1. 干贝和虾米提前浸泡好，包菜切成小片，姜切片，小葱切成葱花备用。

2. 锅中烧油将姜片炒香，倒入虾米和干贝中火翻炒 1 分钟，倒入包菜继续翻炒成熟，加盐调味撒上葱花即可。

小炒虾仁

2人份：能量 244 kcal，蛋白质 16.5 g，脂肪 11.5 g，碳水化合物 18.7 g，碘 119 μg

【材料】去线虾仁 100 g，西兰花 80 g，藕 80 g，黑木耳（水发） 50 g，海苔 2 g，菜籽油 10 g，食盐 1.5 g

【做法】1. 虾仁洗净，西兰花切小朵，黑木耳、藕切片，海苔剪碎备用。

2. 西兰花、黑木耳、藕在沸水中煮 5 分钟捞出备用。

3. 锅中烧油，将虾仁大火炒至变色，再倒入西兰花、黑木耳、藕片、海苔大火继续翻炒 2 分钟，加盐调味即可。

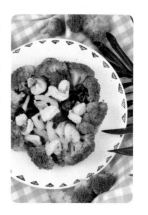

紫菜炒蛋

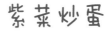

2人份：能量 292 kcal，蛋白质 18.7 g，脂肪 20.9 g，碳水化合物 7.4 g，碘 268.8 μg

【材料】鸡蛋 120 g（2 个），香菇 60 g，紫菜 5 g，小葱 5 g，菜籽油 10 g，食盐 1 g

【做法】1. 香菇洗净切片再焯水捞出切成小颗粒，紫菜撕碎，小葱切成葱花备用。

2. 鸡蛋磕入碗中，加入紫菜和适量水搅拌均匀。

3. 锅中烧油倒入蛋液，中火翻炒至蛋液基本成型，再倒入香菇粒继续翻炒 3 分钟，加盐调味撒上葱花即可。

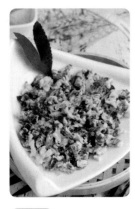

小贴士 在蛋液中加适量水，可让炒出的鸡蛋口感更嫩滑。

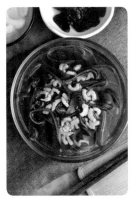

海带虾米汤

1 人份：能量 92 kcal，蛋白质 6.2 g，脂肪 5.5 g，碳水化合物 4.5 g，碘 179.6 μg

【材料】海带丝 150 g，虾米 10 g，姜 5 g，小葱 5 g，菜籽油 5 g

【做法】1. 海带丝、虾米浸泡 30 分钟，姜切片，小葱切成葱花备用。

2. 锅中烧油将姜片炒香，倒入适量水大火烧开，再倒入海带和虾米中火煮熟，撒上葱花即可。

虾酱彩蔬

2 人份：能量 317 kcal，蛋白质 13.8 g，脂肪 22.1 g，碳水化合物 16.9 g，碘 149.8 μg

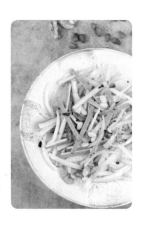

【材料】黄瓜 70 g，豆腐干 55 g，生菜 50 g，洋葱 50 g，核桃仁 10 g，松子仁 10 g，海苔 2 g，虾酱 10 g，橄榄油 8 g，食盐 1 g

【做法】1. 豆腐干、黄瓜、生菜、洋葱洗净切成 4cm 的细长条，海苔剪碎，核桃仁、松子仁洗净备用。

2. 将处理好的食材混合装盘，上锅蒸熟，加盐、橄榄油和虾酱拌匀即可。

紫甘蓝鱿鱼蒸糕

2 人份：能量 358 kcal，蛋白质 26.4 g，脂肪 7.7 g，碳水化合物 46 g，碘 246.8 μg

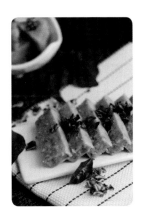

【材料】鱿鱼 80 g，紫甘蓝 100 g，面粉 50 g，虾米 10 g，淀粉 6 g，紫菜 5 g，菜籽油 5 g，食盐 1 g

【做法】1. 鱿鱼、紫甘蓝、紫菜切小粒，虾米浸泡好备用。

2. 面粉中加入淀粉、适量水拌匀调成面糊。

3. 锅中烧油炒香虾米，倒入紫甘蓝、鱿鱼、紫菜大火翻炒 1 分钟，加盐调味，盛出倒入面糊中拌匀。

4. 将面糊倒入方形模具中（模具内部刷上一层薄薄的油方便脱模），上锅蒸 30 分钟，取出放凉脱模，切成小块即可。

体检阶段菜谱　补碘菜谱

73

本节易消化吸收菜谱使用蒸、煮、打粉、打茸等柔软易消化的烹调方式制作；选用鸡肉、鱼肉等易消化的肉类食材作为优质蛋白质来源。

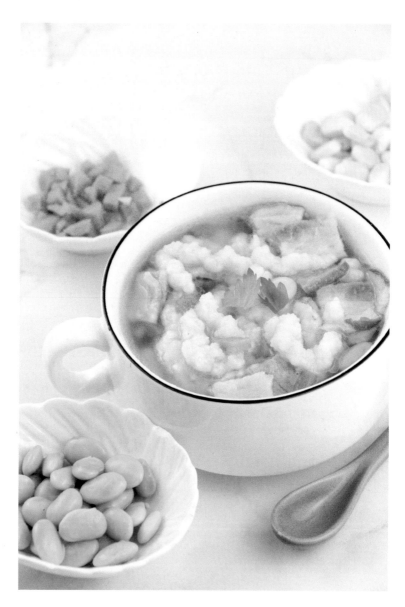

墨鱼面

2 人份：能量 554 kcal，蛋白质 47.1 g，脂肪 20.5 g，碳水化合物 44.8 g

【材料】墨鱼 120 g，胡萝卜 70 g，青豆 50 g，玉米粒 50 g，
　　　　培根 30 g，鸡蛋 1 个（取蛋清 20 g），淀粉 10 g，菜
　　　　籽油 8 g，食盐 2 g

【工具】搅拌机、裱花袋

【做法】1. 胡萝卜切丁，培根切片，青豆煮熟，玉米粒洗净备用。

　　　　2. 墨鱼倒入搅拌机中打成墨鱼泥备用。

　　　　3. 墨鱼泥中加入淀粉和鸡蛋清搅拌均匀，再装入裱花袋中，裱花袋前端剪
　　　　　 个小口。

　　　　4. 锅中加水烧开，转小火将墨鱼泥挤入锅中成面条状，煮 5 分钟捞出盛入碗
　　　　　 中，锅中墨鱼汤汁盛入另一个碗中备用。

　　　　5. 锅中烧油，倒入培根、胡萝卜、青豆、玉米粒翻炒 1 分钟，再倒入煮好
　　　　　 的墨鱼汤汁，加盐调味煮 5 分钟，最后盛入煮好的墨鱼面中即可。

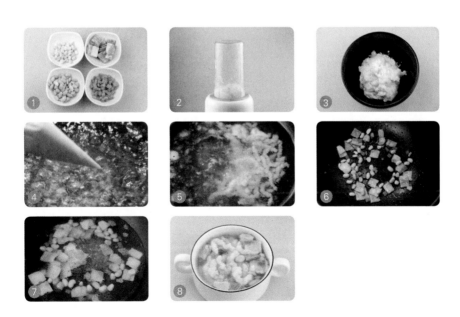

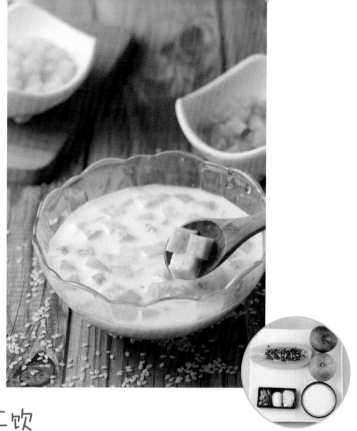

什锦杏仁饮

2 人份：能量 605 kcal，蛋白质 24.7 g，脂肪 38.8 g，碳水化合物 41.7 g

【材料】牛奶 300 g，木瓜 50 g，橙子 50 g，苹果 50 g，巴旦木果仁 30 g，杏仁粉 25 g，
琼脂 8 g

【工具】搅拌机

【做法】1. 巴旦木果仁在搅拌机中打成粉末备用（也可直接用打好的巴旦木粉）。

2. 制作杏仁冻：锅中倒入适量水，煮沸后倒入杏仁粉和巴旦木粉，继续加热
并不停搅拌，待水再次沸腾时倒入琼脂，边煮边搅拌，煮至变黏稠后关火，
倒入方形模具中，凝固后脱模。

3. 将杏仁冻切成小丁，橙子、木瓜、苹果取果肉切成小丁，一起盛入碗中，
倒入牛奶拌匀即可。

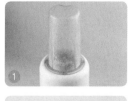
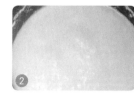
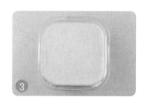
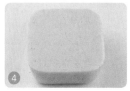
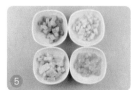
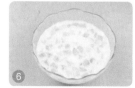

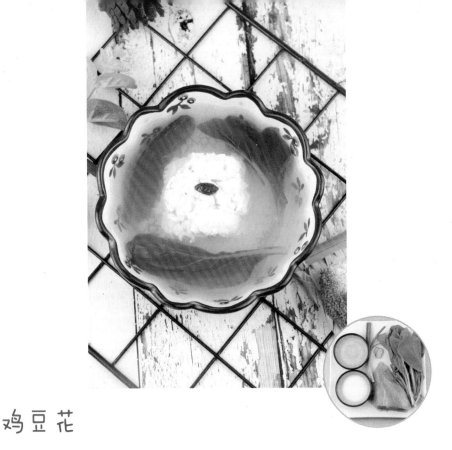

鸡豆花

2 人份：能量 243 kcal，蛋白质 31.4 g，脂肪 6.3 g，碳水化合物 15.2 g

【材料】鸡肉（胸脯肉）120 g，鸡蛋清 60 g，菜心 30 g，湿淀粉（含淀粉 10 g），小
葱 10 g，姜 5 g，食盐 2 g

【做法】1. 鸡肉去筋膜用刀背剁成细腻的肉茸，姜切片，小葱切段，菜心洗净备用。

2. 盛 50 ml 水，加葱段和姜片制成葱姜水。

3. 鸡肉茸中加入鸡蛋清、湿淀粉、葱姜水、盐用力搅打均匀。

4. 锅中加水烧开，转小火轻轻倒入鸡肉茸煮 8 分钟，再倒入菜心继续煮 2 分
钟，加盐调味即可。

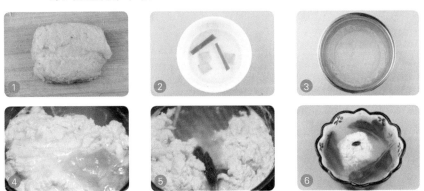

小贴士 鸡肉一定要剁细腻，才会有豆花般嫩滑的口感；避免用大火加热，防止鸡豆
花被冲散，保持形状完整。

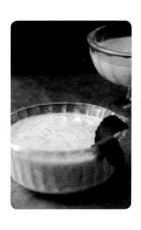

牛奶南瓜羹

2 人份：能量 357 kcal，蛋白质 17.9 g，脂肪 16.4 g，碳水化合物 34.5 g

【材料】牛奶 500 g，南瓜 300 g，枸杞 6 g

【做法】1. 枸杞提前浸泡好，南瓜去皮切成小块上锅蒸熟。

2. 将蒸好的南瓜碾成南瓜泥，倒入锅中，再倒入牛奶和枸杞，小火加热慢慢搅拌 2 分钟即可。

虾仁鸡蛋糕

2 人份：能量 317 kcal，蛋白质 17.9 g，脂肪 8.7 g，碳水化合物 41.9 g

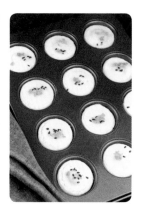

【材料】虾仁 50 g，面粉 50 g，胡萝卜 50 g，鸡蛋 50 g（1 个），菜籽油 3 g，食盐 1 g

【工具】蛋糕模具

【做法】1. 虾仁剁成虾泥，鸡蛋磕入碗中，胡萝卜切丝焯水捞出备用。

2. 将面粉倒入碗中，依次加入虾泥、胡萝卜丝，鸡蛋、盐搅拌成面糊。

3. 模具刷油，倒入面糊，将表面震平，放入预热好上下火 170℃烤箱中，烤 15 分钟取出脱模即可。

腰豆乳鸽煲

2 人份：能量 554 kcal，蛋白质 23.9 g，脂肪 38.7 g，碳水化合物 27.8 g

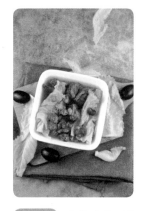

【材料】带骨乳鸽 120 g（可食部 67 g），红腰豆 35 g，花生仁 35 g，生菜 30 g，食盐 1.5 g

【做法】1. 红腰豆、花生仁提前浸泡好备用。

2. 带骨乳鸽冷水下锅，水煮沸后打去泡沫和杂质。

3. 倒入红腰豆和花生仁中火炖熟。

4. 再倒入生菜煮 1 分钟，加盐调味即可。

小贴士 乳鸽冷水下锅，缓慢加热利于血水排出。

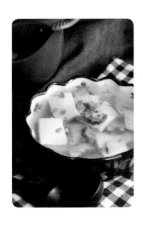

油煮海参豆腐汤

2人份：能量 255 kcal，蛋白质 29.1 g，脂肪 10.9 g，碳水化合物
10.2 g

【材料】海参（鲜）100 g，豆腐 150 g，黄瓜 50 g，小葱 5 g，
　　　　芝麻油 5 g，食盐 2 g

【做法】1. 海参洗净切小块，豆腐、黄瓜切片，小葱切葱花
　　　　　　备用。
　　　　2. 锅中加水烧开，滴入芝麻油，倒入海参、黄瓜、
　　　　　　豆腐加盖焖熟，加盐调味撒上葱花即可。

苹果草鱼汤

2人份：能量 316 kcal，蛋白质 17 g，脂肪 13 g，碳水化合物 32.6 g

【材料】草鱼 150 g（可食部 90 g），苹果 100 g，红椒 30 g，
　　　　桂圆（干）25 g，姜 5 g，小葱 5 g，菜籽油 8 g，食
　　　　盐 2 g

【做法】1. 草鱼、苹果切成小块，桂圆取果肉，红椒切片，
　　　　　　姜切丝，小葱切葱花备用。
　　　　2. 锅中烧油，炒香姜丝，倒入草鱼煎至表面变色，
　　　　　　依次倒入苹果、桂圆和适量水，大火煮沸转小火
　　　　　　慢炖 10 分钟。
　　　　3. 再倒入红椒煮 1 分钟，加盐调味撒上葱花即可。

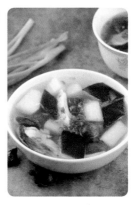

二山粥

2~3人份：能量 445 kcal，蛋白质 12 g，脂肪 1.8 g，碳水化合物
95.3 g

【材料】大米 100 g，山药 50 g，薏仁 15 g，银鱼干 10 g，山
　　　　楂干 6 g

【做法】1. 大米淘洗干净，山药去皮切小块，山楂干、银鱼
　　　　　　干切小粒，薏仁提前浸泡好备用。
　　　　2. 将以上处理好的食材全部倒入锅中，加水煮熟成
　　　　　　粥即可。

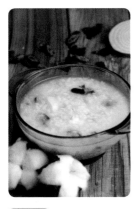

小贴士　山药削皮时产生的黏液易刺激皮肤导致发痒发红，应避免直接与黏液接触。

体检阶段菜谱　易消化吸收菜谱

本节改善便秘菜谱富含膳食纤维，能软化大便、增加肠道蠕动，还能促进肠道内有益菌生长；蜜茶、奶羹菜肴可增加水分摄入，易于大便排出。

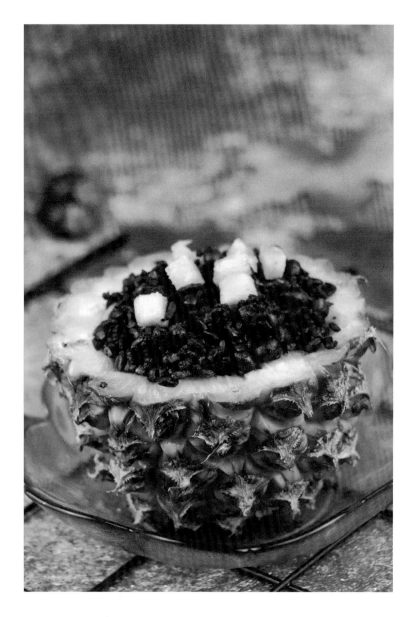

粗粮菠萝盅

1~2 人份：能量 316 kcal，蛋白质 10.1 g，脂肪 1.7 g，碳水化合物 65 g

【材料】 菠萝 1 个（取 100 g 果肉），糙米 20 g，小米 20 g，黑米 20 g，红豆 20 g

【做法】
1. 红豆提前浸泡一夜，糙米、小米、黑米洗净备用。
2. 菠萝切成上下两半，用勺子挖出果肉，留 1 cm 厚果肉壁做成菠萝碗，将取出的果肉切成小粒。
3. 糙米、小米、红豆和黑米全部倒入电饭煲，加水煮成米饭，煮熟后盛入碗中。
4. 将杂粮饭和菠萝粒混合，装入做好的菠萝碗中。
5. 蒸锅烧水，将杂粮菠萝饭上锅蒸 20 分钟即可。

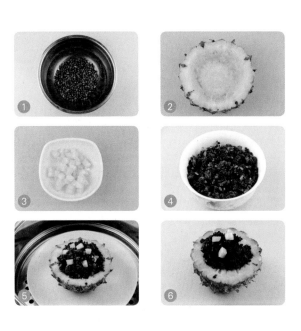

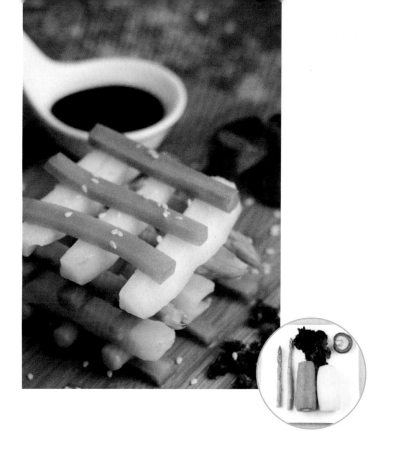

鲜蔬塔

2 人份：能量 257 kcal，蛋白质 7.2 g，脂肪 12.8 g，碳水化合物 28.8 g

【材料】藕 80 g，胡萝卜 80 g，芦笋 60 g，香菇 60 g，黑木耳（水发）40 g，白芝麻（熟）10 g，生抽 8 g，芝麻油 8 g

【做法】1. 胡萝卜、芦笋、藕去皮切成 7 cm 的细长条，香菇切小丁，黑木耳切片备用。

2. 锅中加水烧开，将所有处理好的食材倒入锅中，滴入芝麻油，中火煮 15 分钟捞出备用。

3. 将煮熟的蔬菜条摆放成塔状，撒上白芝麻，搭配生抽和芝麻油调成的蘸碟即可。

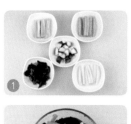
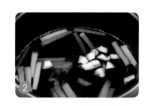
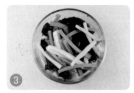
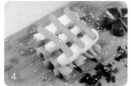

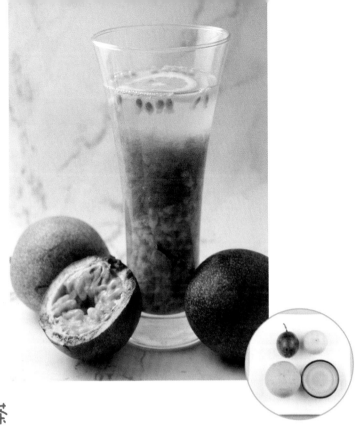

水果蜜茶

1 人份：能量 61 kcal，蛋白质 0.6 g，脂肪 0.6 g，碳水化合物 13.2 g

【**材料**】西柚 30 g，百香果 20 g，柠檬 20 g，蜂蜜 10 g

【**做法**】1. 百香果切开取出果肉，西柚取出果肉切成小颗粒，柠檬切薄片备用。

　　　　2. 将以上食材全部倒入杯中，倒入 300 ml 温开水，加蜂蜜搅拌均匀即可。

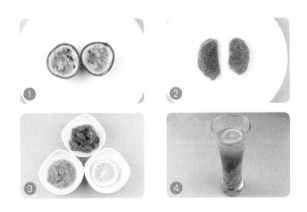

菜心鸭肉

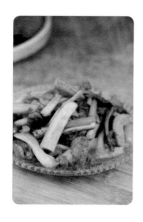

2 人份：能量 407 kcal，蛋白质 29.5 g，脂肪 28.2 g，碳水化合物 8.8 g

【材料】去骨鸭腿肉 150 g，牛肝菌 100 g，菜心 80 g，淀粉 5 g，姜 5 g，菜籽油 8 g，生抽 10 g，料酒 5 g，食盐 2 g，鸡精 2 g

【做法】1. 去骨鸭腿肉切细条，牛肝菌切片，菜心切段，姜切片备用。

2. 去骨鸭腿肉加料酒、生抽腌制 10 分钟，再裹上淀粉。

3. 锅中加水烧开，倒入牛肝菌焯水 1 分钟，再倒入菜心焯水 30 秒，捞出备用。

4. 锅中烧油，下姜片炒香，倒入鸭肉大火翻炒 5 分钟，再倒入牛肝菌和菜心翻炒 2 分钟，加盐、鸡精调味即可。

小贴士 蔬菜焯水应水开后下锅，水量要大，时间要短，避免水溶性维生素过多流失。

腰果蔬菜沙拉

2 人份：能量 502 kcal，蛋白质 12.7 g，脂肪 41.3 g，碳水化合物 20 g

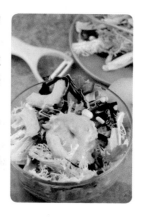

【材料】九牙生菜 70 g，生菜 50 g，紫甘蓝 50 g，玉米粒 50 g，牛油果 50 g，红椒 30 g，腰果仁 20 g，千岛酱 25 g

【做法】1. 紫甘蓝切丝，红椒切片，九牙生菜、生菜撕成小片，腰果仁、玉米粒洗净备用。

2. 锅中加水烧开，倒入以上处理好的食材大火煮 3 分钟捞出备用。

3. 牛油果取果肉切片。

4. 将牛油果与煮好的食材混合，淋上千岛酱即可。

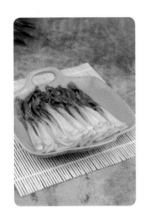

玉米小油菜

2 人份：能量 196 kcal，蛋白质 5.6 g，脂肪 11.6 g，碳水化合物 17.2 g

【材料】油菜 200 g，玉米粒 50 g，菜籽油 10 g，食盐 1.5 g

【做法】1. 油菜洗净，在沸水中焯水捞出备用。

2. 锅中烧油，倒入玉米粒大火翻炒 1 分钟，再倒入油菜大火翻炒成熟，加盐调味即可。

奶酪焗红薯

2 人份：能量 343 kcal，蛋白质 9.9 g，脂肪 7.4 g，碳水化合物 59.3 g

【材料】红薯 240 g，牛奶 30 g，低盐奶酪 25 g

【做法】1. 红薯洗净上锅蒸熟，对半切开挖出红薯肉，保留完整的碗形红薯壳备用。

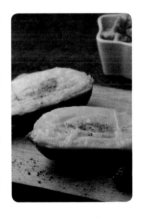

2. 低盐奶酪切成细长条备用。

3. 红薯碾成泥状，加入牛奶拌匀，放回红薯壳中将表面铺平，再均匀铺上奶酪条。

4. 放入预热好 180℃烤箱烤 7 分钟，待奶酪表面出现焦糖色时取出即可。

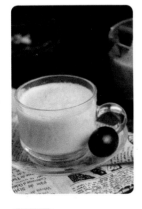

燕麦香蕉牛奶羹

2 人份：能量 550 kcal，蛋白质 22 g，脂肪 18.4 g，碳水化合物 74.1 g

【材料】牛奶 500 g，香蕉 180 g，即食燕麦 30 g

【做法】1. 香蕉去皮切块，倒入搅拌机中，再倒入牛奶一起打成香蕉奶糊。

2. 将香蕉奶糊倒入锅中，再倒入即食燕麦小火加热，用锅铲不停搅拌，待燕麦变软后盛出即可。

小贴士 选择熟透的香蕉，没有成熟的香蕉含大量鞣酸，反而易加重便秘。

体检阶段菜谱 改善便秘菜谱

本节控糖菜谱选用富含膳食纤维和低血糖生成指数（GI）食材，如豆类、菇类、粗杂粮、绿叶蔬菜等；主食用荞麦、藜麦替代部分精白米面，能有效延缓餐后血糖的快速升高。

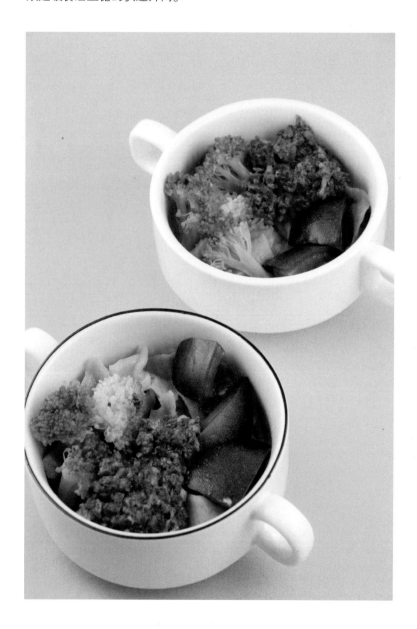

牛肉荞麦面

2人份：能量 677 kcal，蛋白质 25.2 g，脂肪 17 g，碳水化合物 105.5 g

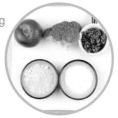

【材料】荞麦粉 120 g，面粉 30 g，番茄 50 g，西兰花 50 g，
香菇牛肉酱 50 g，芝麻油 8 g，生抽 5 g，食盐 2 g
注：香菇牛肉酱制作方法见促排阶段菜谱。

【做法】1. 西兰花切小朵，番茄切块，一起在沸水中煮 3 分钟
捞出备用。

2. 将荞麦粉、面粉混合，加水慢慢揉成表面光滑的面团，放入容器中盖上
保鲜膜醒发 20 分钟。

3. 将面团擀成 2 mm 厚的长方形薄片（太薄容易断裂），卷成毛巾卷（面皮
上多撒些面粉防粘连），再切成 1 cm 宽的面条（下刀要快）。

4. 锅中加水烧开，将面条煮熟，捞起盛入碗中，加盐、生抽、芝麻油调味，
再摆上香菇牛肉酱、蔬菜即可。

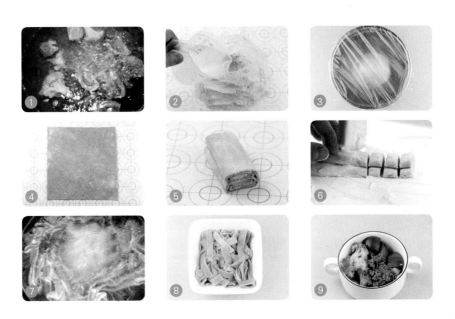

体检阶段菜谱　控糖菜谱

87

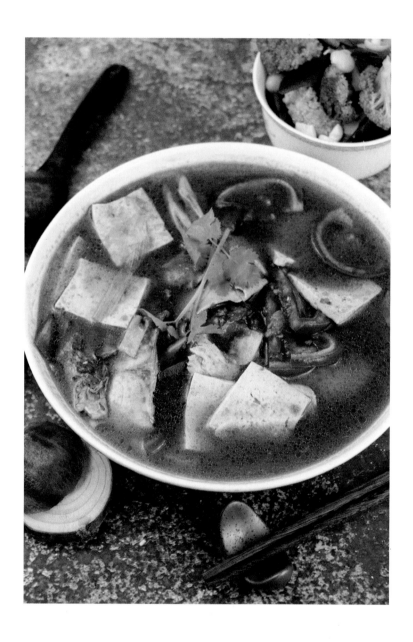

番茄鱼片汤

2 人份：能量 396 kcal，蛋白质 37.3 g，脂肪 20.7 g，碳水化合物 15 g

【**材料**】草鱼片 150 g，番茄 200 g，豆腐 120 g，大葱 30 g，香菜 10 g，姜 5 g，蒜 3 g，菜籽油 8 g，食盐 2 g

【**做法**】1. 草鱼片洗净，番茄分别切成薄片和小颗粒，豆腐、姜、蒜、大葱切片，香菜切段备用。

2. 草鱼片加少许盐、姜腌制 10 分钟。

3. 锅中烧油，炒香蒜、大葱和姜片，倒入番茄粒中火翻炒 1 分钟。

4. 再加适量水，大火煮沸后倒入番茄片、豆腐、草鱼片转中火煮 10 分钟，加盐调味撒上香菜即可。

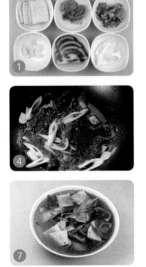
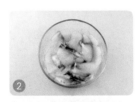
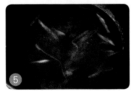
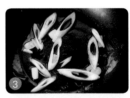
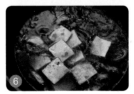

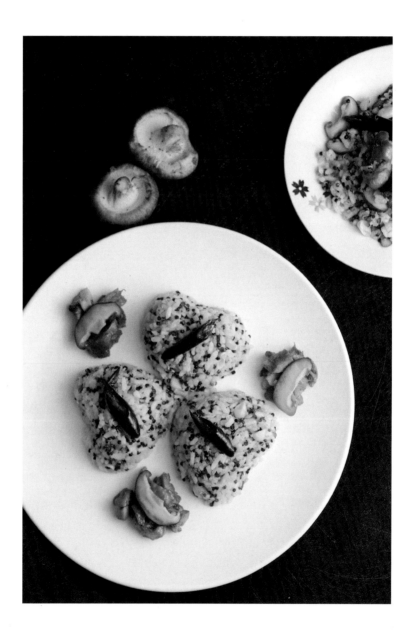

鸡腿杂粮饭

2人份：能量 627 kcal，蛋白质 21.8 g，脂肪 20.3 g，碳水化合物 89.4 g

【材料】鸡腿 100 g（可食部 60 g），大米 50 g，藜麦 50 g，
玉米粒 50 g，香菇 50 g，红椒 30 g，蒜 5 g，菜籽油
10 g，生抽 5 g，食盐 2 g，鸡精 1 g

【做法】1. 藜麦提前浸泡 1 小时。

2. 将大米、藜麦、玉米粒倒入电饭煲中，加水煮成米饭。

3. 香菇、红椒、蒜洗净切片备用。

4. 鸡腿去骨，切成小块，加少许盐、生抽、鸡精腌制 20 分钟。

5. 锅中烧油，将蒜片大火炒香，倒入鸡腿肉翻炒至鸡肉泛白，倒入香菇和
红椒翻炒成熟，加盐调味。

6. 将煮好的杂粮饭和鸡腿肉混合拌匀即可（不用再下锅炒制）。

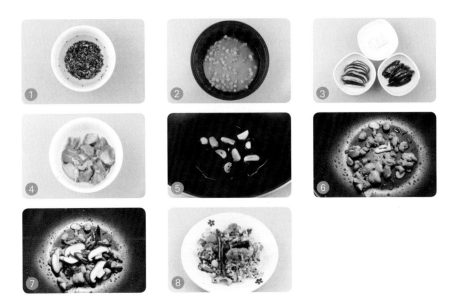

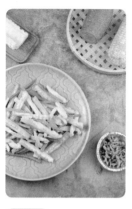

苦瓜鸡柳

2 人份：能量 368 kcal，蛋白质 31.2 g，脂肪 17.7 g，碳水化合物 21 g

【材料】鸡肉（胸脯肉）150 g，苦瓜 100 g，胡萝卜 50 g，淀粉 10 g，菜籽油 10 g，生抽 10 g，料酒 8 g，食盐 1.5 g

【做法】1. 鸡肉、苦瓜、胡萝卜切成细长条。

2. 鸡肉加少许料酒、盐腌制 10 分钟，再裹上淀粉。

3. 锅中烧油，倒入苦瓜和胡萝卜大火翻炒 1 分钟，再倒入鸡肉翻炒成熟，加盐、生抽调味即可。

小贴士 鸡肉加淀粉既让口感更嫩滑，又减少营养流失。

青椒豆腐皮

2 人份：能量 556 kcal，蛋白质 46.8 g，脂肪 27.8 g，碳水化合物 30 g

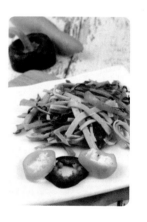

【材料】豆腐皮 100 g，青椒 80 g，胡萝卜 60 g，紫甘蓝 60 g，姜 5 g，菜籽油 10 g，食盐 2 g

【做法】1. 将豆腐皮、青椒、胡萝卜、紫甘蓝、姜洗净切成细丝备用。

2. 胡萝卜丝煮 5 分钟捞出备用。

3. 锅中烧油炒香姜丝，倒入胡萝卜和紫甘蓝大火翻炒 1 分钟，再倒入青椒和豆腐皮大火翻炒成熟，加盐调味即可。

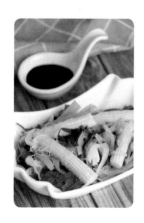

迷你玉米韭菜

2 人份：能量 180 kcal，蛋白质 5.7 g，脂肪 7 g，碳水化合物 23.8 g

【材料】迷你玉米 90 g，洋葱 80 g，韭菜 80 g，芹菜 70 g，橄榄油 3 g，花椒油 3 g，食盐 2 g

【做法】1. 将迷你玉米剥去外衣和玉米须，洋葱切丝，韭菜、芹菜切长段备用。

2. 锅中烧水，将所有食材煮熟捞出，加盐、橄榄油、花椒油调味拌匀即可。

三色虾仁

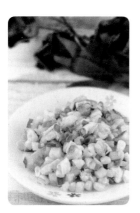

2 人份：能量 249 kcal，蛋白质 17.2 g，脂肪 9.8 g，碳水化合物 22.8 g

【材料】基围虾 120 g（可食部 76 g），胡萝卜 70 g，黄瓜 60 g，玉米粒 45 g，蒜 10 g，菜籽油 8 g，食盐 2 g

【做法】1. 基围虾取虾肉切丁，胡萝卜、黄瓜切丁，蒜切片，玉米粒洗净备用。

2. 锅中烧油将蒜片炒香，倒入胡萝卜和玉米粒中火翻炒 1 分钟，再倒入黄瓜和虾仁翻炒成熟，加盐调味即可。

玉须杞檬茶

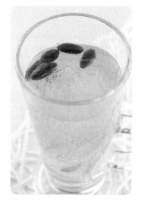

1 人份：能量 40 kcal，蛋白质 1.7 g，脂肪 0.4 g，碳水化合物 7.4 g

【材料】玉米须 30 g，柠檬 20 g，枸杞 10 g，柚子皮 10 g，食盐 1 g

【做法】1. 柚子皮用盐反复揉搓，流水冲净，用刀刮去里面的白瓤再切成细丝。

2. 玉米须、枸杞洗净，柠檬切片备用。

3. 将玉米须、柚子皮、枸杞、柠檬装入杯中，倒入 300 ml 开水冲泡即可。

纳豆海苔卷

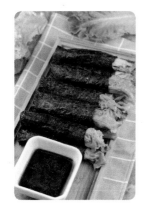

2 人份：能量 331 kcal，蛋白质 26.2 g，脂肪 8.8 g，碳水化合物 36.6 g

【材料】芦笋 100 g，苹果 100 g，生菜 80 g，纳豆 50 g，海苔片 20 g，生抽 10 g

【做法】1. 纳豆上锅蒸 3 分钟，苹果去皮取果肉切丝，芦笋去皮切段，生菜洗净备用。

2. 锅中加水烧开，将芦笋、生菜煮熟捞出备用。

3. 将海苔片铺平，依次摆上生菜、芦笋、苹果丝、纳豆，再将海苔慢慢卷起包住食材，配上生抽蘸碟即可。

体检阶段菜谱 控糖菜谱

本节低嘌呤菜谱全部选用嘌呤含量 < 50 mg/100 g 的食材，其中奶类、蛋类为高尿酸血症及痛风患者优质蛋白质的最佳来源；本节菜谱饮品较多，以增加水分摄入促使尿酸溶解和排泄。

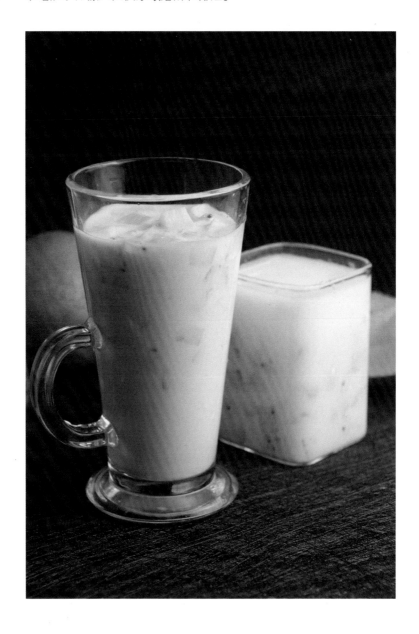

火龙果蔬杯

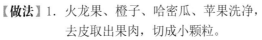

2 人份：能量 472 kcal，蛋白质 17.9 g，脂肪 16.8 g，
碳水化合物 62.3 g

【材料】牛奶 500 g，火龙果 150 g，苹果 100 g，
哈密瓜 100 g，橙子 80 g

【做法】1. 火龙果、橙子、哈密瓜、苹果洗净，
去皮取出果肉，切成小颗粒。

2. 锅中倒入牛奶，再倒入所有处理好的果粒，
小火加热 2 分钟即可。

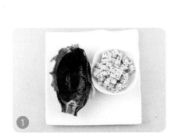

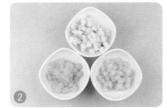

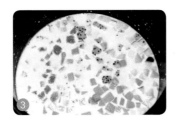

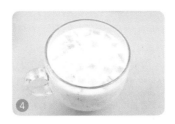

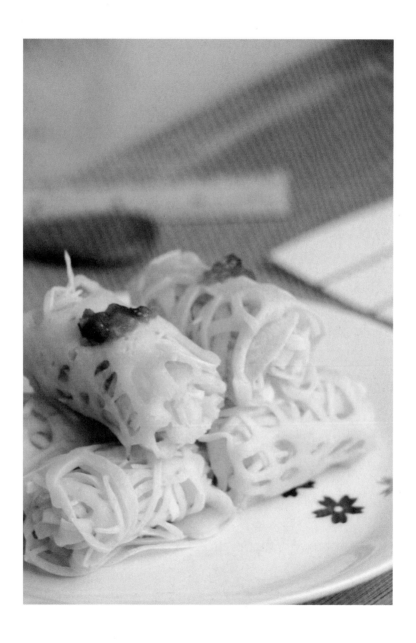

鸡蛋网卷

2~3 人份：能量 767 kcal，蛋白质 36.7 g，脂肪 17 g，碳水
　　　化合物 116.8 g

【材料】面粉 150 g，牛奶 130 g，鸡蛋 120 g（2 个），
　　　食盐 1.5 g

【工具】裱花袋

【做法】1. 鸡蛋磕入碗中，加入盐、牛奶、面粉搅拌成
　　　　　面糊。

　　　2. 将面糊装入裱花袋里，裱花袋前端剪一个小口。

　　　3. 取平底不粘锅，开小火，手拿裱花袋画小圈将面糊挤入
　　　　　锅中。

　　　4. 面糊成型后翻面再加热半分钟，取出趁热卷起即可。

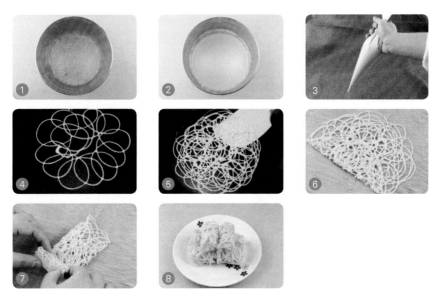

小贴士 不粘锅的使用可实现无油烹饪。

牛 油 果 吐 司

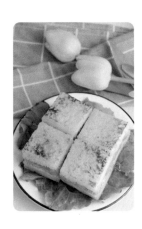

2人份：能量 561 kcal，蛋白质 16.6 g，脂肪 26.9 g，碳水化合物 63 g

【材料】切片面包 80 g（2片），鸡蛋 60 g（1个），牛油果 50 g，香蕉 50 g，橙子 20 g，黄油 10 g

【做法】1. 将牛油果、香蕉取出果肉，碾压成泥状再混合搅拌均匀。

2. 橙子去皮切片，鸡蛋磕入碗中打散备用。

3. 将切片面包其中一面涂抹上香蕉牛油果泥，铺上一片橙子，再盖上另一片切片面包定型。

4. 在整个面包表面均匀刷上一层鸡蛋液，再切成四个小方。

5. 锅中放入黄油开小火，待黄油融化后放入切好的面包煎至两面金黄即可。

番 茄 鸡 蛋 卷

2人份：能量 226 kcal，蛋白质 20.1 g，脂肪 13.3 g，碳水化合物 6.6 g

【材料】鸡蛋 120 g（2个），番茄 60 g，生菜 50 g，低盐奶酪 10 g，小葱 10 g，食盐 1 g

【做法】1. 番茄去皮切粒，低盐奶酪切粒，小葱切成葱花，生菜洗净备用。

2. 鸡蛋磕入碗中，加入番茄、低盐奶酪、葱花、盐搅拌成蛋糊。

3. 取平底不粘锅开小火，倒入蛋糊，使之均匀铺在锅底摊成圆形，煎熟后铺上生菜，卷成蛋卷，切成小块即可。

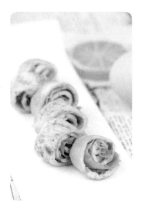

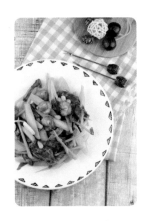

芥蓝海参

2 人份：能量 351 kcal，蛋白质 27.2 g，脂肪 22.8 g，碳水化合物 9.4 g

【材料】海参（鲜）120 g，芥蓝 160 g，松子仁 20 g，蒜 5 g，
　　　　玉米油 8 g，食盐 1.5 g

【做法】1. 海参切小块，芥蓝切段，蒜切片，松子仁洗净
　　　　　　备用。

　　　　2. 将芥蓝、海参煮 2 分钟捞出备用。

　　　　3. 锅中烧油，将蒜片和海参翻炒 1 分钟，再倒入芥
　　　　　　蓝和松子仁翻炒 2 分钟，加盐调味即可。

柠檬苏打水

1 人份：能量 63 kcal，蛋白质 1.5 g，脂肪 0.7 g，碳水化合物 12.6 g

【材料】黄瓜 150 g，柠檬 20 g，蜂蜜 15 g，小苏打粉 2 g

【工具】搅拌机

【做法】1. 柠檬切片，加蜂蜜腌制 2 小时。

　　　　2. 黄瓜去皮切小块，倒入搅拌机中打成黄瓜汁。

　　　　3. 杯中加入小苏打粉和黄瓜汁用 600 ml 温开水冲泡，
　　　　　　再放入柠檬片即可。

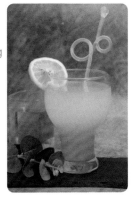

时蔬粉丝

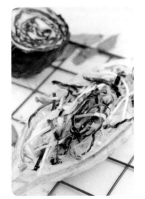

2 人份：能量 397 kcal，蛋白质 5.1 g，脂肪 9.3 g，碳水化合物 73.1 g

【材料】粉丝（干）80 g，卷心菜 60 g，紫甘蓝 60 g，黄豆芽
　　　　60 g，小葱 10 g，玉米油 8 g，食盐 2 g

【做法】1. 粉丝用温水泡软，在沸水中煮 1 分钟捞出备用。

　　　　2. 卷心菜、紫甘蓝洗净切丝，黄豆芽洗净去掉尾
　　　　　　部，小葱切成葱花备用。

　　　　3. 锅中烧油，将所有处理好的蔬菜倒入锅中大火快
　　　　　　炒 1 分钟，再倒入粉丝翻炒成熟，加盐调味撒上
　　　　　　葱花即可。

小贴士　蔬菜先洗后切，急火快炒，减少维生素流失。

体检阶段菜谱　低嘌呤菜谱

本节降压菜谱选用多种可调节血压的食材，如富含钾的蔬菜和水果，富含钙的低盐奶酪、低糖酸奶以及富含膳食纤维的粗粮。

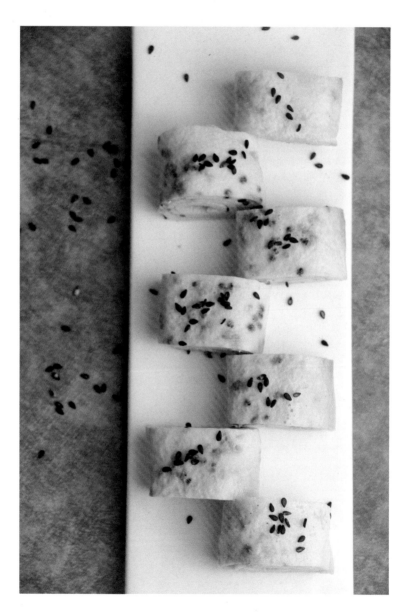

藜麦厚蛋烧

2人份：能量 372 kcal，蛋白质 21 g，脂肪 19.4 g，碳水化合物 28.4 g

【材料】鸡蛋 120 g（2 个），低盐奶酪 15 g，三色藜麦 10 g，
　　　　湿淀粉（含淀粉 20 g），玉米油 5 g

【做法】1. 三色藜麦浸泡 2 小时，再连水一起上锅蒸 30 分钟。

　　　　2. 低盐奶酪切成小颗粒备用。

　　　　3. 鸡蛋磕入碗中打散后过筛，加入湿淀粉和三色藜麦搅拌
　　　　　 成蛋糊。

　　　　4. 锅中刷上薄薄的一层油，开小火，倒入 1/2 的蛋糊，晃动煎锅，让蛋糊均
　　　　　 匀铺满锅底，待底部稍稍成型后撒上一半奶酪粒。

　　　　5. 将蛋饼全部卷起放在锅的一端，继续倒入剩余的蛋糊，稍稍成型后撒入剩
　　　　　 余的奶酪粒继续卷起，最后卷成一张蛋饼卷，再煎至蛋卷金黄切成小块
　　　　　 即可。

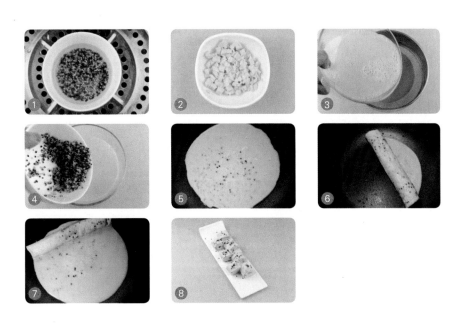

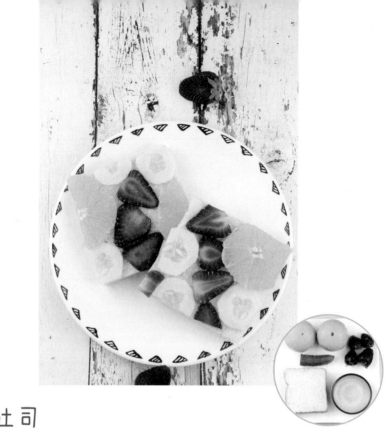

水果吐司

2 人份：能量 315 kcal，蛋白质 7.5 g，脂肪 4.5 g，碳水化合物 61.1 g

【材料】切片面包 80 g（2 片），草莓 50 g，橙子 30 g，黄瓜 20 g，蜂蜜 10 g

【做法】1. 橙子、黄瓜去皮切成薄片，草莓切成薄片备用。

2. 切片面包切掉四周的硬边，将其中一面均匀涂抹上蜂蜜。

3. 再铺上水果片，沿面包边切掉多余的水果即可。

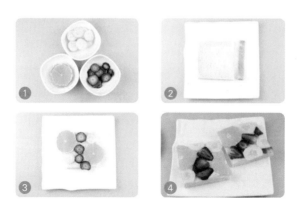

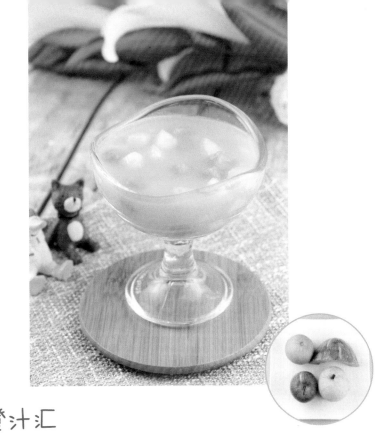

南瓜橙汁汇

2 人份：能量 258 kcal，蛋白质 3.6 g，脂肪 1.1 g，碳水化合物 58.4 g

【**材料**】橙子 250 g，南瓜 150 g，苹果 100 g，梨 100 g

【**工具**】搅拌机

【**做法**】1. 南瓜去皮切块，上锅蒸熟，再切成小丁。

2. 苹果、梨去皮，取果肉切丁。

3. 橙子去皮，将果肉倒入搅拌机中打成汁。

4. 将橙汁和其余食材全部倒入锅中，小火加热 2 分钟即可（亦可不加热混合后直接食用）。

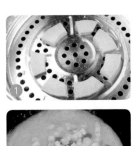
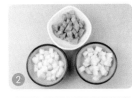
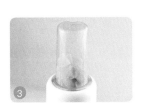
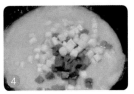
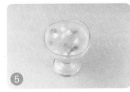

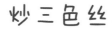

炒三色丝

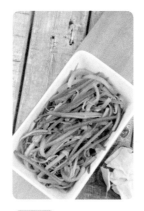

2 人份：能量 164 kcal，蛋白质 4.5 g，脂肪 8.8 g，碳水化合物 16.7 g

【材料】黄瓜 100 g，金针菇 100 g，胡萝卜 100 g，姜 5 g，菜籽油 8 g，食盐 2 g

【做法】1. 黄瓜、胡萝卜、姜切丝，金针菇洗净备用。

2. 锅中加水烧开，倒入胡萝卜和金针菇煮 5 分钟捞起备用。

3. 锅中烧油将姜丝炒香，倒入黄瓜、胡萝卜、金针菇大火翻炒 1 分钟，加盐调味即可。

小贴士 热锅冷油，大火快炒，减少营养素流失。

蔬果酸奶

2 人份：能量 501 kcal，蛋白质 32 g，脂肪 9.3 g，碳水化合物 72.2 g

【材料】红腰豆 60 g，紫甘蓝 60 g，火龙果 50 g，玉米粒 45 g，青豆 45 g，胡萝卜 40 g，低糖酸奶 35 g

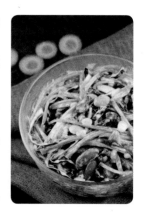

【做法】1. 火龙果取果肉切成小块，胡萝卜、紫甘蓝切丝，玉米粒、青豆洗净，红腰豆提前浸泡一夜备用。

2. 锅中加水烧开，倒入胡萝卜和紫甘蓝焯水 1 分钟捞出备用。

3. 将红腰豆、玉米粒、青豆一起上锅蒸熟。

4. 将所有处理好的食材混合装盘，淋上酸奶拌匀即可。

蒜蓉茼蒿

2 人份：能量 140 kcal，蛋白质 5.7 g，脂肪 6.8 g，碳水化合物 14.1 g

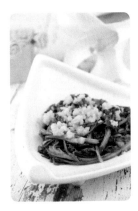

【材料】茼蒿 250 g，蒜 20 g，菜籽油 4 g，芝麻油 2 g，食盐 2 g

【做法】1. 茼蒿洗净，蒜切成小颗粒备用。

2. 锅中加水烧开，倒入茼蒿焯水 1 分钟捞出备用。

3. 锅中烧油，将蒜粒中火炒香，装碗备用。

4. 将茼蒿和蒜粒混合，加盐和芝麻油调味即可。

小贴士　茼蒿等绿叶蔬菜易吸油，选择焯水后凉拌可减少烹调用油量。

香蕉小虾饼

2 人份：能量 384 kcal，蛋白质 24.9 g，脂肪 21.2 g，碳水化合物 23 g

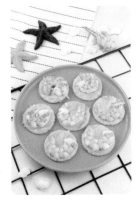

【材料】鸡蛋 120 g（2 个），虾仁 60 g，面粉 20 g，黄瓜 15 g，香蕉 15 g，洋葱 15 g，玉米油 10 g，食盐 1 g

【做法】1. 虾仁洗净，黄瓜、香蕉、洋葱去皮切丝备用。

2. 鸡蛋磕入碗中，倒入香蕉、黄瓜、洋葱、面粉和盐搅拌均匀调成面糊（可加水调节稠度）。

3. 锅中刷薄薄的一层油，放置圆形模具，将调好的面糊舀入模具中摊平，再放上一个虾仁，小火加热成型后取出模具。

4. 盖上锅盖继续煎 2 分钟即可。

体检阶段菜谱　降压菜谱

本节降脂菜谱含多种降脂作用的食材，如亚麻籽、核桃、黑芝麻、木耳、香菇、茼蒿等；以水煮和清蒸的方式烹饪食材可减少烹调用油量；用菜籽油、玉米油、芝麻油等多种烹调油变换使用以平衡脂肪酸比例，对调节血脂有重要意义。

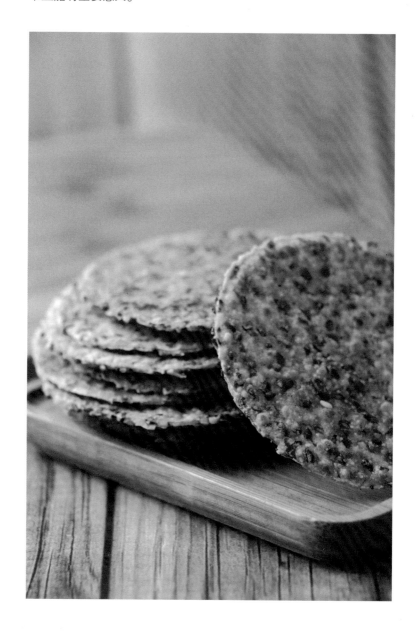

核桃芝麻饼

2~3 人份：能量 732 kcal，蛋白质 23.5 g，脂肪 33 g，碳水化合物 85.4 g

【材料】面粉 100 g，牛奶 60 g，黑芝麻（熟）30 g，核桃仁 20 g，白芝麻（熟）10 g

【工具】圆形烘焙模具

【做法】1. 核桃仁倒入锅中小火炒至微黄，去掉表皮，用擀面杖碾碎成细小的颗粒。

2. 将面粉、核桃粒、黑芝麻、牛奶、白芝麻全部倒入盆中，揉捏成光滑的面团，盖上保鲜膜静置 30 分钟。

3. 将面团擀成薄片（越薄越好，可以透光才酥脆），用圆形模具盖成圆形薄饼。

4. 将薄饼放入平底锅中，小火煎至两面金黄酥脆即可。

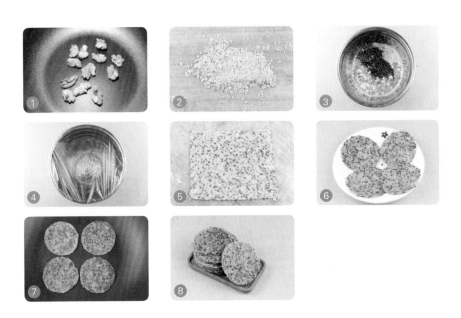

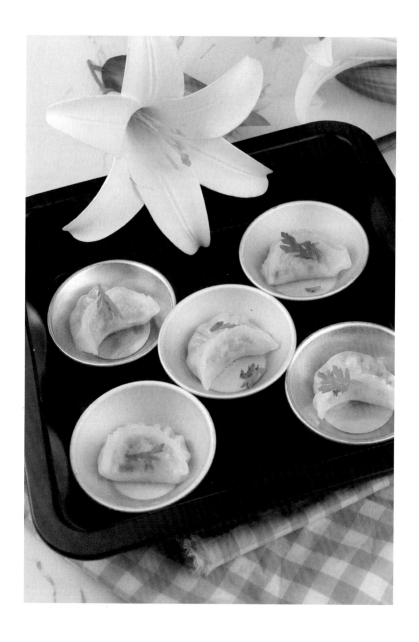

水晶饺子

1人份：能量351 kcal，蛋白质14.3 g，脂肪5.2 g，碳水化合物
61.8 g

【材料】三文鱼肉60 g，茼蒿50 g，洋葱40 g，澄粉50 g，
淀粉15 g，鸡蛋1个（取蛋清20 g），食盐1 g

【做法】1. 三文鱼肉、洋葱、茼蒿洗净后切碎，鸡蛋取蛋清
备用。

2. 制作馅料：将三文鱼肉、洋葱、茼蒿混合，加入蛋清和盐拌匀成
馅料备用。

3. 制作饺子皮：将淀粉、澄粉倒入盆中，倒入适量刚烧开的沸水，
趁热揉搓成光滑面团，搓成长条，切成每个重10g的小面团，擀
成饺子皮。

4. 饺子皮包入馅料收口捏紧成型，上锅蒸15分钟即可。

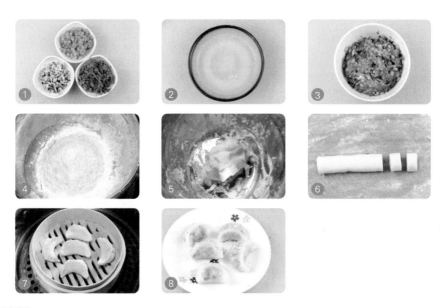

小贴士 澄粉一定要用沸水才容易烫熟。

体检阶段菜谱　降脂菜谱

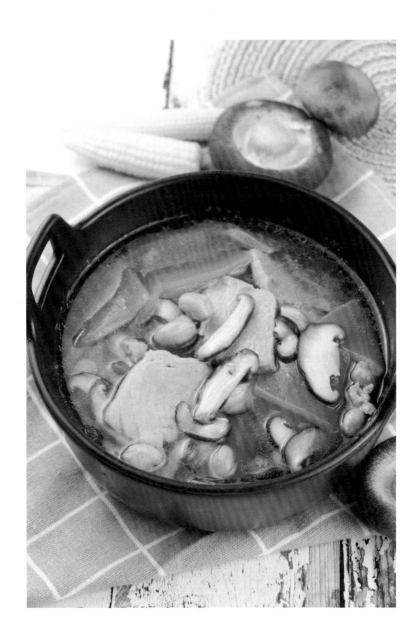

油煮金枪鱼

2 人份：能量 211 kcal，蛋白质 26.9 g，脂肪 9.1 g，
碳水化合物 6.1 g

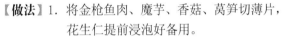

【材料】金枪鱼肉 120 g，魔芋 90 g，莴笋 70 g，
　　　　香菇 50 g，花生仁 10 g，芝麻油 5 g，
　　　　生抽 5 g

【做法】1. 将金枪鱼肉、魔芋、香菇、莴笋切薄片，
　　　　　　花生仁提前浸泡好备用。
　　　　2. 锅中加水烧开，滴入芝麻油，倒入花生、魔
　　　　　　芋、香菇、莴笋、金枪鱼肉加盖焖熟，加生
　　　　　　抽调味即可。

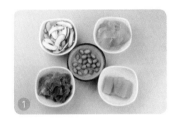
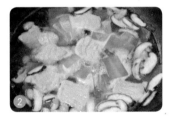
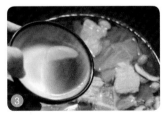
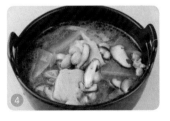

小贴士　油煮时注意水量要少，只需一小碗即可；这种加油焖炒的烹饪方式操作简便，
烹饪时间短，能避免水溶性维生素大量溶出损失，还减少烹调用油量。

体检阶段菜谱　降脂菜谱

草菇虾豆腐

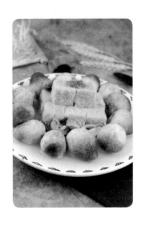

2 人份：能量 274 kcal，蛋白质 18.2 g，脂肪 14.3 g，碳水化合物 18 g

【材料】豆腐 150 g，草菇 100 g，菜心 50 g，虾米 20 g，淀粉 10 g，小葱 5 g，芝麻油 8 g，食盐 2 g

【做法】1. 豆腐碾成泥，小葱切葱花，草菇、菜心洗净备用。

2. 虾米提前浸泡 2 小时，上锅蒸 10 分钟，切成小颗粒。

3. 豆腐泥中加入虾米、淀粉、芝麻油和盐拌匀，倒入方形模具中轻轻压平，脱模，切成大小适中的小方块。

4. 将豆腐方块、草菇、菜心摆盘，上锅蒸 10 分钟出锅撒上葱花即可。

茄汁豆苗菌菇

2 人份：能量 205 kcal，蛋白质 14.8 g，脂肪 10.3 g，碳水化合物 13 g

【材料】豆苗 250 g，番茄 120 g，杏鲍菇 100 g，蒜 10 g，菜籽油 8 g，食盐 2 g

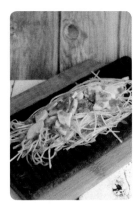

【做法】1. 杏鲍菇切片，番茄、蒜切小颗粒，豆苗洗净备用。

2. 锅中烧水，将杏鲍菇煮 5 分钟，豆苗煮 30 秒捞起备用。

3. 锅中烧油，将番茄和蒜大火翻炒 1 分钟，再倒入杏鲍菇和豆苗继续翻炒 2 分钟，加盐调味即可。

核桃芥蓝

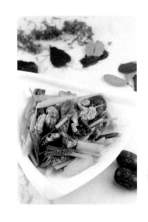

2 人份：能量 342 kcal，蛋白质 10.8 g，脂肪 29.3 g，碳水化合物 8.7 g

【材料】芥蓝 200 g，核桃仁 35 g，玉米油 8 g，食盐 2 g

【做法】1. 锅中加水烧开，倒入核桃仁煮 2 分钟捞出备用。

2. 芥蓝洗净切段备用。

3. 锅中烧油，倒入芥蓝大火快速翻炒 2 分钟，再倒入核桃仁翻炒 1 分钟加盐调味即可。

小贴士 现做现吃，热锅冷油，旺火快炒，最大限度保留营养素。

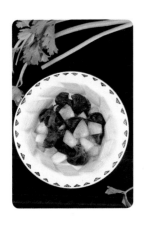

西芹洋葱炒木耳

1~2 人份：能量 120 kcal，蛋白质 2 g，脂肪 8.3 g，碳水化合物 9.7 g

【材料】西芹 65 g，洋葱 50 g，黑木耳（水发）50 g，蒜 5 g，
菜籽油 8 g，食盐 2 g

【做法】1. 西芹切成小段，洋葱、蒜切片，黑木耳洗净备用。

2. 锅中烧油将蒜片大火炒香，倒入西芹、洋葱、黑
木耳大火翻炒 3 分钟，加盐调味即可。

抹茶燕麦糕

2 人份：能量 447 kcal，蛋白质 10.2 g，脂肪 14 g，碳水化合物
71.6 g

【材料】藕粉 50 g，燕麦 25 g，亚麻籽 25 g，核桃仁 8 g，抹
茶粉 3 g

【工具】搅拌机

【做法】1. 核桃仁洗净，切成小颗粒。

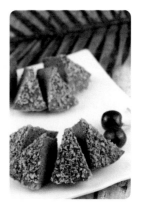

2. 将藕粉、燕麦、亚麻籽、抹茶粉倒入搅拌机中，
加适量水打成面糊。

3. 取小碗做模具，在碗中铺上一层耐高温保鲜膜
（方便脱模），将面糊倒入碗中，再撒上核桃粒，
上锅蒸熟，取出脱模，切成小块即可。

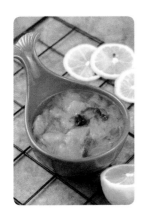

山楂柑橘银耳羹

2 人份：能量 94kcal，蛋白质 2.9g，脂肪 0.5g，碳水化合物 19.6g

【材料】柑橘 50g，银耳（干）25g，山楂干 3g，蔓越莓干 2g

【做法】1. 银耳提前泡发一夜，撕成小片备用。

2. 山楂干泡水，柑橘去皮取果肉切粒备用。

3. 锅中加适量水，倒入银耳和山楂干，大火煮沸后
转小火慢炖 1 小时。

4. 再倒入柑橘和蔓越莓干炖至软烂即可。

体检阶段菜谱 降脂菜谱

本节助眠菜谱选用富含 $n-3$ 系多不饱和脂肪酸、色氨酸、B 族维生素、钙、镁等食材，能改善焦虑，舒缓烦躁，提高睡眠质量。

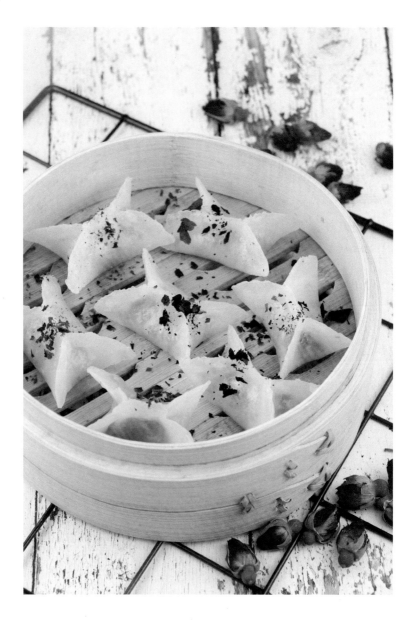

玫瑰四角

1人份：能量 345 kcal，蛋白质 2 g，脂肪 0.5 g，碳水化合物 83.1 g

【**材料**】胡萝卜 80 g，澄粉 50 g，淀粉 15 g，葡萄干 15 g，百合（干）10 g，玫瑰花瓣（干）2 g，食盐 2 g

【**做法**】1. 葡萄干、百合提前浸泡 1 小时，胡萝卜切片，玫瑰花洗净备用。

2. 锅中加水烧开，将胡萝卜、百合煮 5 分钟捞出备用。

3. 将葡萄干、百合、胡萝卜切成小粒，混合加盐拌匀做成馅料。

4. 澄粉、淀粉倒入盆中，倒入适量刚烧开的沸水趁热揉搓成面团。

5. 将面团揉成长条状，切成每份 10 g 的小面团，再擀成薄皮，包入馅料收口捏紧成型，放入蒸锅蒸 10 分钟，出锅撒上玫瑰花瓣即可。

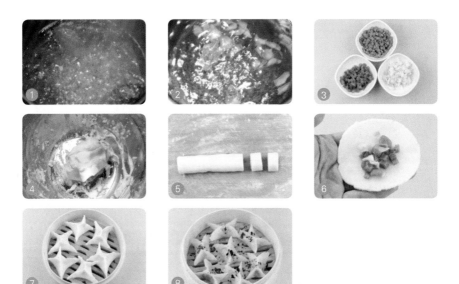

体检阶段菜谱　助眠菜谱

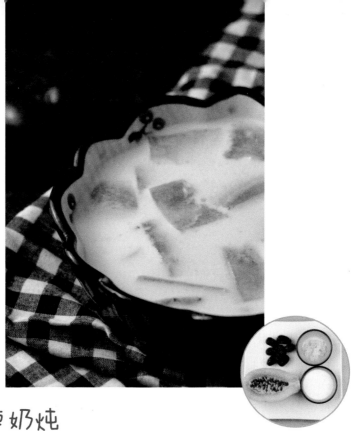

木瓜红枣奶炖

2人份：能量 384 kcal，蛋白质 13.9 g，脂肪 13 g，碳水化合物 53.1 g

【材料】牛奶 400 g，木瓜 150 g，红枣（干）30 g，冰糖 10 g

【做法】1. 木瓜取果肉切小块，红枣洗净去核切成小粒备用。

2. 锅中放入冰糖，加 50 ml 水加热熬成冰糖水，盛入碗中备用。

3. 冰糖水中加入木瓜、红枣、牛奶，上锅蒸 30 分钟即可。

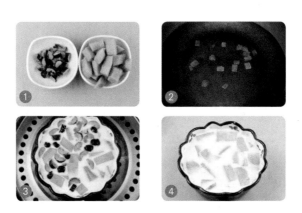

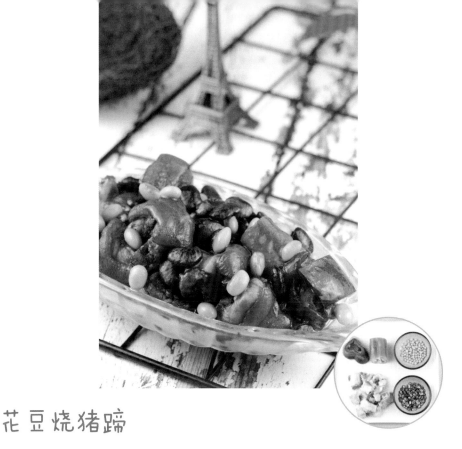

花豆烧猪蹄

2 人份：能量 736 kcal，蛋白质 48.4 g，脂肪 35.5 g，碳水化合物 55.2 g

【**材料**】猪蹄 150 g（可食部 90 g），花豆 50 g，黄豆 50 g，青椒 30 g，红椒 30 g，菜籽油 10 g，生抽 10 g，冰糖 10 g，食盐 2 g

【**做法**】1. 花豆、黄豆提前浸泡好，青、红椒切片备用。

2. 猪蹄冷水下锅，待水沸腾后将猪蹄捞出备用。

3. 锅中倒入菜籽油、冰糖，开火加热至冰糖融化，倒入猪蹄翻炒 2 分钟。

4. 再倒入花豆、黄豆、适量水、生抽小火慢煮 40 分钟收汁，最后倒入青、红椒翻炒 1 分钟，加盐调味即可。

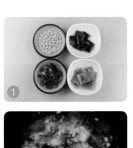
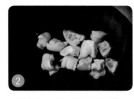
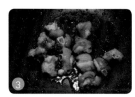
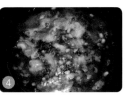
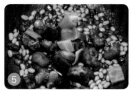
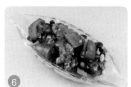

百合南瓜

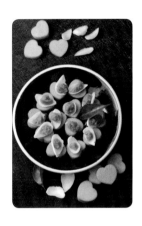

1~2 人份：能量 256 kcal，蛋白质 3.6 g，脂肪 0.7 g，碳水化合物 59 g

【材料】南瓜 150 g，红枣（干）50 g，百合（干）15 g，蜂蜜 10 g

【工具】心形模具

【做法】1. 红枣洗净去核，百合浸泡软备用。

2. 南瓜去皮切片，用心形模具盖出一个一个的心形。

3. 南瓜、红枣、百合一起上锅蒸熟，将红枣剥皮碾压成红枣泥。

4. 摆盘：在每块心形南瓜上放一片百合，再放上红枣泥，淋上蜂蜜即可。

小米芡实糕

3 人份：能量 912 kcal，蛋白质 40.2 g，脂肪 23 g，碳水化合物 136 g

【材料】鸡蛋 200 g（4 个），小米 120 g，牛奶 50 g，白砂糖 30 g，芡实 30 g

【工具】电动打蛋器、搅拌机

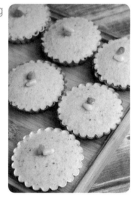

【做法】1. 将小米、芡实倒入搅拌机中打成细粉末备用。

2. 鸡蛋分离蛋清和蛋黄。

3. 蛋黄中加入牛奶和刚打好的小米芡实粉拌匀。

4. 制作蛋白霜：用打蛋器打发蛋清，出现粗泡沫时加第一次糖（加 1/3），继续打至出现细腻泡沫时加第二次糖（加 1/3），出现纹路时倒入剩余的糖，打至提起蛋头出现小尖角时即可。

5. 再将蛋白霜和蛋黄糊轻轻拌匀，倒入模具中蒸制 20 分钟即可。

小贴士 打发蛋白需分次加糖，以提高蛋白稳定性不消泡，蒸出更松软细腻的蛋糕。

玫瑰茉莉花茶

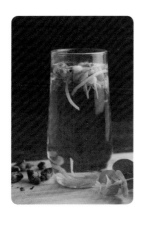

1人份：能量 30 kcal，蛋白质 0.7 g，脂肪 0.3 g，碳水化合物 6.1 g

【材料】柚子皮 5 g，玫瑰花（干）3 g，茉莉花（干）3 g，红枣（干）2 g，食盐 1 g

【做法】1. 柚子皮用食盐反复揉搓，流水冲净，用刀刮去里面的白瓤再切成细丝。

2. 将玫瑰花、茉莉花、红枣和柚子皮丝放入杯中，倒入 200 ml 热水冲泡即可。

猪心汤

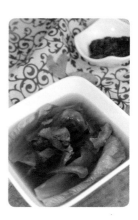

两人份：能量 251 kcal，蛋白质 32 g，脂肪 9.9 g，碳水化合物 8.5 g

【材料】猪心 180 g，生菜 50 g，枸杞 10 g，料酒 10 g，食盐 2 g

【做法】1. 猪心切薄片，枸杞提前泡软，生菜洗净备用。

2. 锅中加水，将猪心片冷水下锅，加料酒大火烧开撇掉浮沫，转小火煮 15 分钟。

3. 再倒入枸杞、生菜煮熟，加盐调味即可。

 猪心冷水下锅，在水中慢慢加热利于血水排出。

参枣米饭

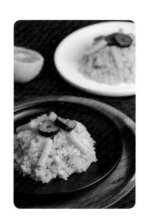

2 人份：能量 528 kcal，蛋白质 10.6 g，脂肪 2.4 g，碳水化合物 116 g

【材料】糯米 80 g，小米 50 g，党参（干）10 g，红枣（干）10 g，白砂糖 10 g

【做法】1. 糯米、小米淘洗干净倒入电饭煲中，加水煮成米饭备用。

2. 党参切段，红枣去核切片备用。

3. 锅中加水烧开（水量不要太多），倒入党参和红枣小火煮 20 分钟捞出。

4. 将锅中剩余汁水加入白砂糖熬煮收汁。

5. 再倒入煮好的米饭在锅中翻炒继续收汁，盛出装盘，用党参和红枣点缀即可。

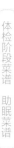
体检阶段菜谱 助眠菜谱

促排阶段菜谱

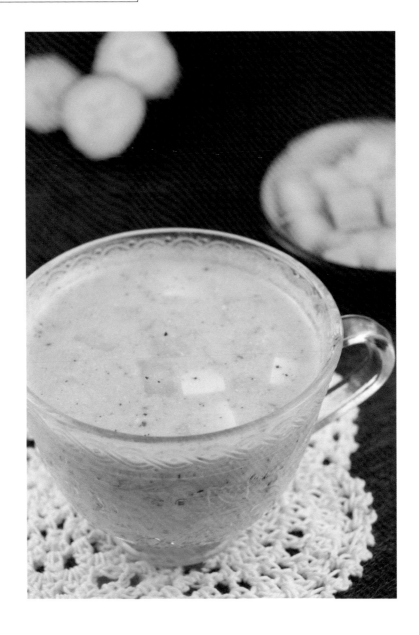

芒果豆花

2 人份：能量 279 kcal，蛋白质 14.9 g，脂肪 10 g，碳水
化合物 32.2 g

【材料】牛奶 200 g，内酯豆腐 150 g，芒果 100 g，
　　　　猕猴桃 100 g

【工具】搅拌机

【做法】1. 将芒果取果肉切小丁备用。

　　　　2. 内酯豆腐切小丁，在锅中煮 5 分钟捞出备用。

　　　　3. 猕猴桃去皮切小块，放入搅拌机中打成猕猴
　　　　　　桃汁。

　　　　4. 将牛奶、猕猴桃汁、芒果、内酯豆腐全部倒
　　　　　　入锅中，用锅铲轻轻推动，加热 1 分钟即可。

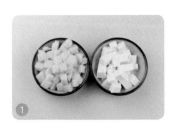

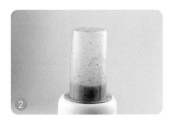

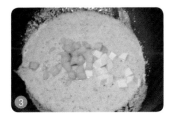

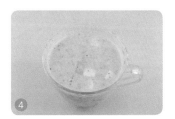

促排阶段菜谱

121

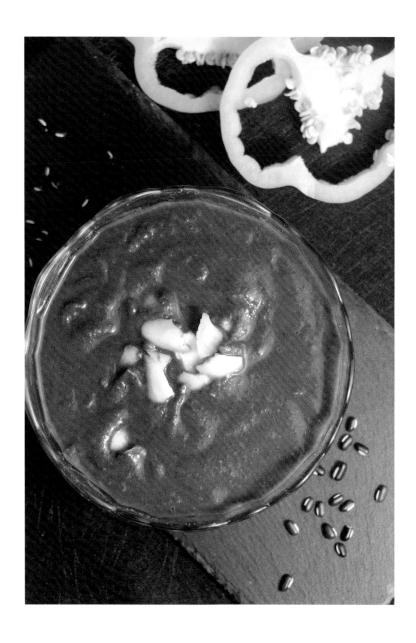

红豆沙

2 人份：能量 599 kcal，蛋白质 34.6 g，脂肪 1.3 g，碳水化合物 112.1 g

【材料】红豆 150 g，莲子 20 g，百合（干）10 g，陈皮（干）3 g

【工具】搅拌机

【做法】1. 红豆、莲子、百合、陈皮提前浸泡好备用。

2. 锅中加水烧开，倒入莲子、百合、陈皮煮至熟软。

3. 将红豆倒入电饭煲中加水煮熟，再倒入搅拌机中，加适量水打成红豆泥。

4. 将红豆泥、百合、莲子、陈皮一起倒入锅中熬煮 5 分钟即可。

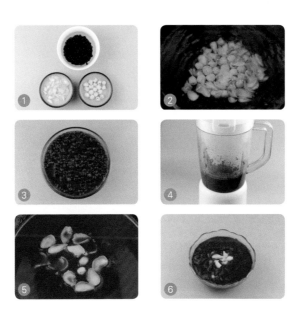

促排阶段菜谱

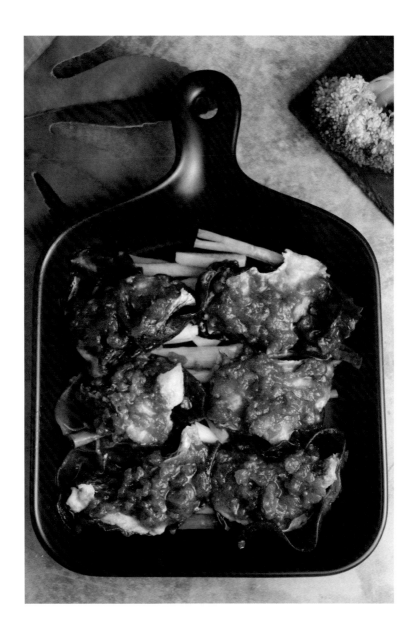

干烧乌鱼片

2 人份：能量 313 kcal，蛋白质 32.4 g，脂肪 12.5 g，碳水化合物 17.5 g

【材料】乌鱼片 150 g，番茄 200 g，冬瓜 120 g，黑木耳（水发）70 g，番茄酱 20 g，小葱 10 g，姜 5 g，料酒 10 g，菜籽油 10 g，食盐 2 g

【做法】1. 乌鱼片加料酒、少量盐腌制 15 分钟，番茄、冬瓜去皮切成小颗粒，小葱分别切成葱段和葱花，姜切片，黑木耳洗净备用。

2. 锅中烧油，将番茄粒、冬瓜粒大火快炒 1 分钟，再倒入番茄酱继续翻炒 1 分钟，加盐调制成酱汁盛出备用。

3. 锅中刷少许油，依次铺上姜片、葱段、黑木耳和乌鱼片，再将炒好的酱汁淋在鱼片上。

4. 盖上锅盖，开大火烧至上汽后转小火焖 10 分钟即可。

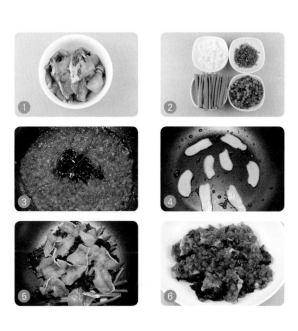

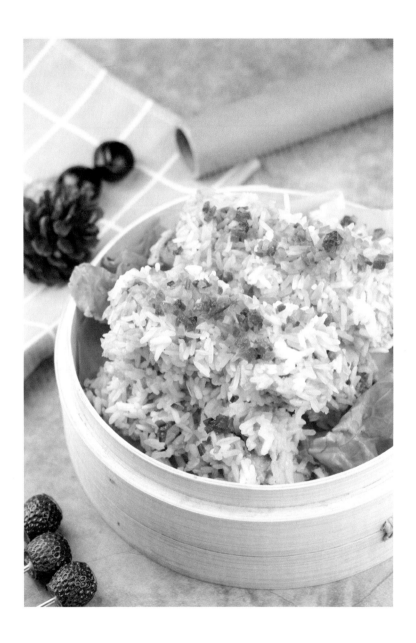

糯米排骨

2 人份：能量 736 kcal，蛋白质 25.2 g，脂肪 41.4 g，碳水化合物 65.6 g

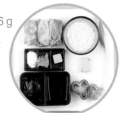

【**材料**】猪小排 150 g（可食部 108 g），糯米 60 g，青、红椒各
15 g，淀粉 15 g，蚝油 10 g，花生酱 10 g，豆腐乳 8 g，
小葱 10 g，姜 5 g，生抽 10 g，芝麻油 10 g，食盐 2 g

【**做法**】1. 糯米提前浸泡一夜，姜、小葱切成细末，青、红
椒切成小颗粒备用。

2. 用刀在猪小排表面划几刀（更易入味），加盐、生抽、蚝油、豆腐乳、花生酱、
芝麻油、姜末、葱末腌制 20 分钟，再裹上淀粉。

3. 将沥干水分的糯米均匀粘在猪小排表面，摆盘，撒上青红椒粒，上锅蒸
40 分钟即可。

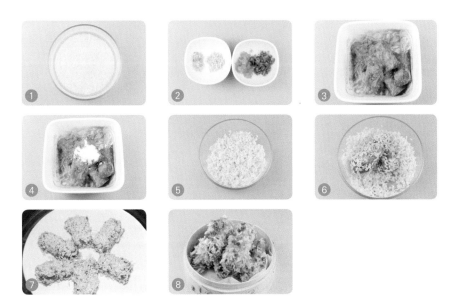

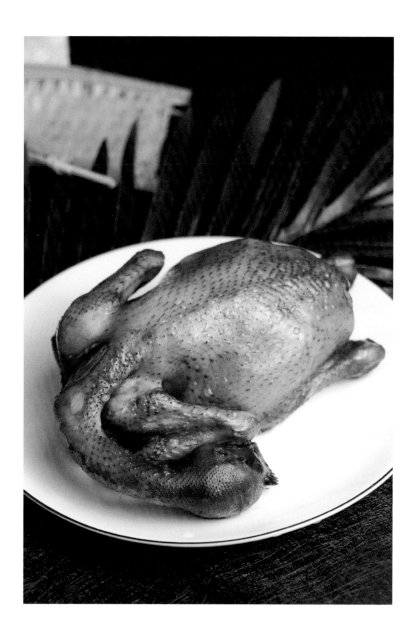

电饭煲煲鸡

2~3人份：能量 800 kcal，蛋白质 61 g，脂肪 49.3 g，碳水化合物 28.3 g

【材料】三黄鸡 500 g（可食部 290 g），核桃仁 20 g，小葱 20 g，生抽 15 g，蚝油 10 g，姜 10 g，黄油 10 g，蜂蜜 10 g，老抽 10 g，白砂糖 10 g，食盐 5 g

【做法】1. 姜切片，小葱切段，核桃仁提前浸泡好备用。

2. 将蚝油、老抽、生抽、白砂糖、盐倒入碗中调成酱汁。

3. 将三黄鸡表面涂抹上酱汁腌制 1 小时，再把核桃仁塞入鸡腹中。

4. 锅中放入黄油小火加热至融化，倒入蜂蜜拌匀盛出。

5. 将黄油蜂蜜涂抹在三黄鸡表面，用牙签将鸡腹封起来。

6. 将姜片、葱段、三黄鸡和剩余的酱汁倒入电饭煲中，选择煮饭功能将三黄鸡焖熟即可。

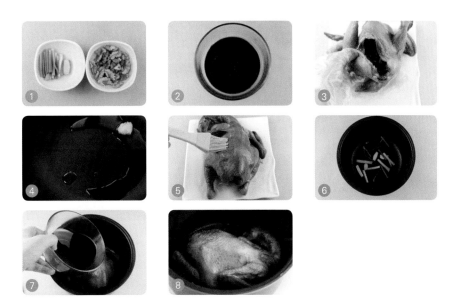

促排阶段菜谱

129

鸡蛋午餐肉

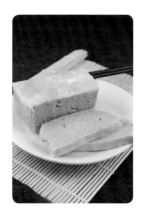

2~3 人份：能量 586 kcal，蛋白质 49 g，脂肪 25 g，碳水化合物 39 g

【材料】猪瘦肉 200 g，鸡蛋 50 g（1 个），淀粉 25 g，面粉 20 g，小葱 10 g，菜籽油 5 g，食盐 2 g

【工具】搅拌机、方形容器

【做法】1. 猪瘦肉除去筋膜切成小丁，小葱切成葱花，鸡蛋分离蛋清和蛋黄备用。

2. 将猪肉丁和葱花放入搅拌机中打成细腻的肉泥。

3. 肉泥中加入淀粉、面粉、蛋清、油、盐，用力画圈搅打。

4. 取一个方形容器，在其内壁铺上一层耐高温保鲜膜（方便脱模），倒入肉泥，表面压平，轻轻震荡排出肉泥中的空气。

5. 在肉泥表面倒上蛋黄液，上锅蒸 20 分钟取出脱模即可。

红豆荷叶粥

3 人份：能量 544 kcal，蛋白质 21 g，脂肪 1.6 g，碳水化合物 114 g

【材料】粳米 100 g，红豆 50 g，新鲜荷叶 15 g

【做法】1. 红豆提前浸泡好，粳米、荷叶洗净备用。

2. 锅中加水烧开，放入荷叶熬煮 2 分钟，捞出荷叶留荷叶水在锅中备用。

3. 将粳米和红豆倒入荷叶水中，大火煮沸后转小火煮熟成粥即可。

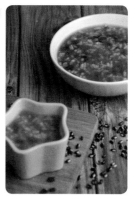

西施米糊

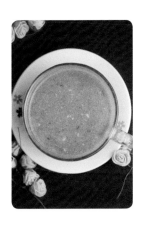

2 人份：能量 319 kcal，蛋白质 10.3 g，脂肪 3.8 g，碳水化合物 61.2 g

【材料】番茄 190 g，小米 60 g，豆腐 40 g，白砂糖 8 g

【工具】搅拌机

【做法】1. 番茄、豆腐切成小块，小米洗净备用。

2. 将番茄、豆腐、小米全部倒入搅拌机中打成细腻的米糊。

3. 再将米糊倒入锅中，加适量水小火慢熬 20 分钟，不停搅拌，加白砂糖调味即可。

香菇牛肉酱

2~3 人份：能量 331 kcal，蛋白质 38 g，脂肪 12 g，碳水化合物 18 g

【材料】牛肉（里脊）160 g，香菇 50 g，洋葱 35 g，胡萝卜 35 g，淀粉 5 g，蒜 5 g，菜籽油 10 g，生抽 10 g，鸡精 2 g

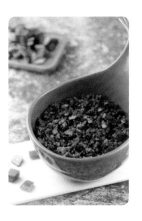

【做法】1. 牛肉剁成肉末，洋葱、胡萝卜、香菇、蒜切成小颗粒备用。

2. 牛肉末中加入蒜粒、淀粉、生抽拌匀。

3. 锅中烧油，倒入牛肉末大火翻炒至变色，再倒入洋葱、胡萝卜、香菇粒继续翻炒 2 分钟。

4. 加少许水，盖上锅盖将牛肉焖熟并收汁，加鸡精调味即可。

促排阶段菜谱

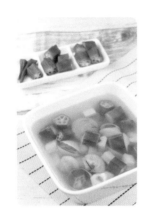

秋葵莲藕蛤蜊汤

1~2 人份：能量 146 kcal，蛋白质 8.4 g，脂肪 0.8 g，碳水化合物 26 g

【材料】蛤蜊 200 g（可食部 45 g），藕 100 g，秋葵 100 g，食盐 1.5 g

【做法】1. 蛤蜊用水冲洗干净，藕、秋葵切成小块。

2. 锅中加水，将蛤蜊冷水下锅，开大火煮至蛤蜊开口后捞出备用。

3. 另起一锅，锅中加水烧开，将全部食材倒入锅中，中火煮 5 分钟加盐调味即可。

豆腐鲫鱼汤

2 人份：能量 364 kcal，蛋白质 36.7 g，脂肪 18 g，碳水化合物 13 g

【材料】鲫鱼 300 g（可食部 160 g），豆腐 100 g，番茄 50 g，落葵（软浆叶/豆腐菜）30 g，姜 5 g，玉米油 10 g，料酒 10 g，食盐 2 g

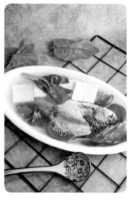

【做法】1. 豆腐、番茄、姜切片，落葵洗净备用。

2. 将鲫鱼洗净，加料酒、盐、姜片腌制 20 分钟。

3. 锅中加水烧开，倒入落葵焯水 1 分钟捞出备用。

4. 锅中烧油炒香姜片，放入鲫鱼煎制两面微黄，加适量水，大火烧开转小火煮 10 分钟，再倒入豆腐、落葵、番茄煮熟，加盐调味即可。

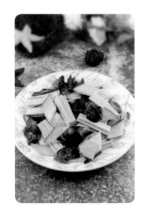

腐竹木耳炒黄瓜

2 人份：能量 348 kcal，蛋白质 24.7 g，脂肪 19 g，碳水化合物 19 g

【材料】黄瓜 100 g，黑木耳（水发）50 g，腐竹 50 g，红椒 50 g，蒜 5 g，玉米油 8 g，食盐 2 g

【做法】1. 将腐竹泡软，黄瓜、红椒、黑木耳、蒜切片备用。

2. 锅中烧油炒香蒜片，倒入全部食材大火翻炒成熟，加盐调味即可。

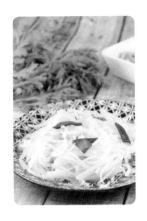

虾米萝卜丝

2 人份：能量 236 kcal，蛋白质 19.5 g，脂肪 9.4 g，碳水化合物 18.8 g

【材料】白萝卜 350 g，红椒 70 g，虾米 35 g，姜 5 g，菜籽油 8 g，食盐 2 g

【做法】1. 虾米提前浸泡好，白萝卜、姜切成细丝，红椒切片备用。
2. 将白萝卜焯水 1 分钟捞出备用。
3. 锅中烧油炒香姜丝，倒入白萝卜、虾米、红椒大火翻炒成熟，加盐调味即可。

清蒸鳕鱼

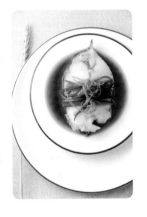

2 人份：能量 153 kcal，蛋白质 30.9 g，脂肪 1 g，碳水化合物 5.4 g

【材料】鳕鱼 150 g（可食部 140 g），红椒 70 g，小葱 5 g，姜 5 g，蒸鱼豉油 5 g，食盐 2 g

【做法】1. 红椒、小葱切成细丝，姜切片备用。
2. 鳕鱼用姜、盐腌制 10 分钟，摆入盘中。
3. 再将红椒丝放在鳕鱼上，淋上蒸鱼豉油，上锅蒸熟，取出撒上葱丝即可。

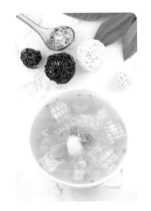

田园时蔬老鸭汤

2 人份：能量 411 kcal，蛋白质 18.7 g，脂肪 19 g，碳水化合物 41 g

【材料】带骨鸭肉 150 g（可食部 92 g），胡萝卜 100 g，玉米 70 g，荸荠 30 g，粉丝（干）15 g，鸡精 2 g，食盐 1.5 g

【做法】1. 将粉丝浸泡好，胡萝卜、荸荠、玉米切块备用。
2. 将带骨鸭肉冷水下锅，待水沸腾时除去泡沫。
3. 再将玉米、胡萝卜、荸荠、粉丝倒入锅中炖熟，加盐、鸡精调味即可。

促排阶段菜谱

取卵阶段菜谱

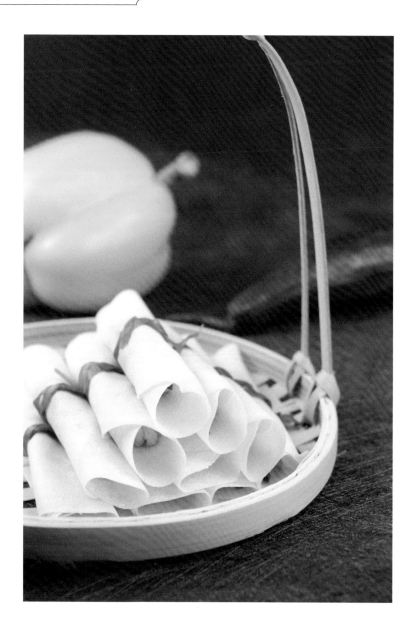

鸡肉丝春卷

2 人份：能量 544 kcal，蛋白质 23.1 g，脂肪 14.2 g，碳水化合物 81 g

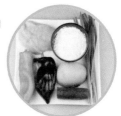

【材料】 鸡肉（胸脯肉）50 g，面粉 100 g，黄瓜 60 g，韭菜 40 g，青、红椒各 20 g，洋葱 20 g，玉米油 10 g，食盐 2 g

【做法】
1. 面粉中倒入热水，揉成表面光滑的面团，盖上保鲜膜室温下静置 20 分钟。
2. 将面团揉成长条，切成 10 个重量相同的小面团，用擀面杖擀成圆形薄饼。
3. 每张薄饼表面刷上一层薄薄的油（防止相互粘连），上锅蒸 10 分钟取出。
4. 将鸡肉、洋葱、青椒、红椒、黄瓜切成细丝，韭菜焯水 1 分钟捞起备用。
5. 锅中烧油将洋葱丝炒香，倒入鸡肉大火翻炒 1 分钟，再倒入青红椒、黄瓜翻炒成熟，加盐调味制作成馅料。
6. 将馅料放在薄饼中间，再卷起包住馅料，绑上韭菜定型即可。

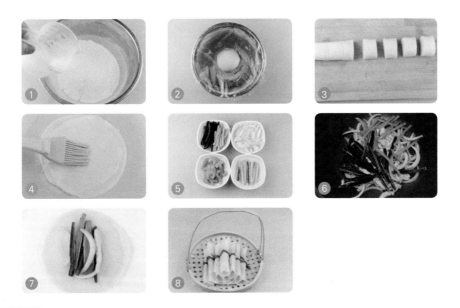

小贴士 和面时分次加水，充分揉匀，充分醒发；醒面时盖上保鲜膜防止面团变干。

取卵阶段菜谱

135

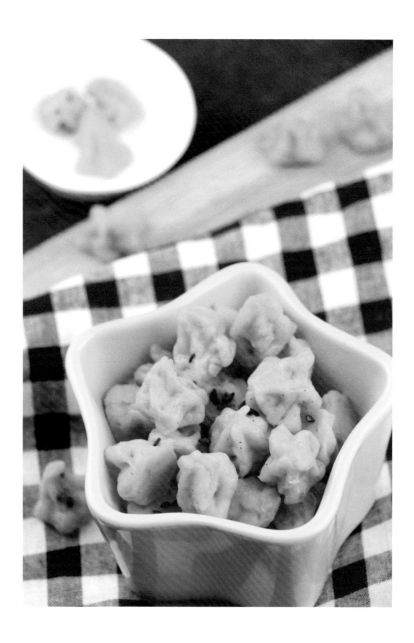

小薯塔

2 人份：能量 416 kcal，蛋白质 13.3 g，脂肪 5.4 g，碳水化合物 78.5 g

【材料】红薯 200 g，全蛋液 50 g，低筋面粉 40 g

【工具】裱花袋、裱花嘴

【做法】1. 红薯洗净去皮切成小块，上锅蒸熟。

2. 将蒸好的红薯碾压成泥，加入全蛋液、低筋面粉调
制成稠度适中的面糊（可加水调节稠度）。

3. 裱花袋前端剪一个小口，放入裱花嘴，将调好的面糊倒入裱花袋中。

4. 烤盘中铺好油纸，在油纸上将面糊挤出一个一个的三角形。

5. 放入预热好上下火 160℃烤箱中层，烤 15 分钟即可。

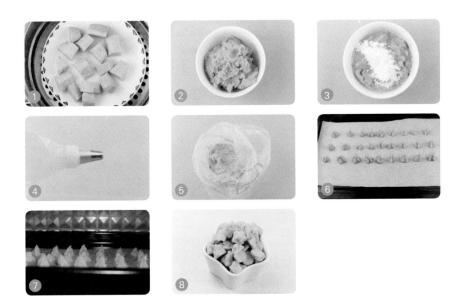

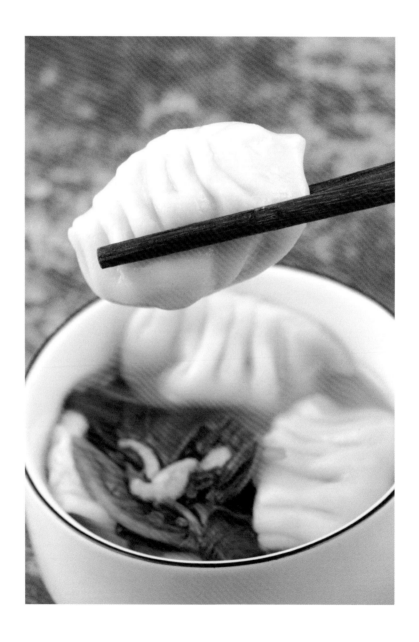

猪肉饺子

1~2 人份：能量 506 kcal，蛋白质 34.3 g，脂肪 9.7 g，碳水化合物 70.4 g

【材料】猪瘦肉末 100 g，饺子皮 16 个（含面粉 88 g），胡萝卜 40 g，菠菜 40 g，冬瓜 40 g，虾米 6 g，食盐 2 g

【做法】1. 冬瓜、胡萝卜去皮切成小颗粒，菠菜切成小段，虾米浸泡好备用。

2. 锅中加水烧开，倒入菠菜焯水 1 分钟捞出备用。

3. 猪瘦肉末中加入冬瓜、胡萝卜、菠菜、盐拌匀成饺子馅料。

4. 包饺子：馅料放于饺子皮上捏紧收口。

5. 煮饺子：锅中加水烧开，将虾米和饺子倒入锅中煮熟即可。

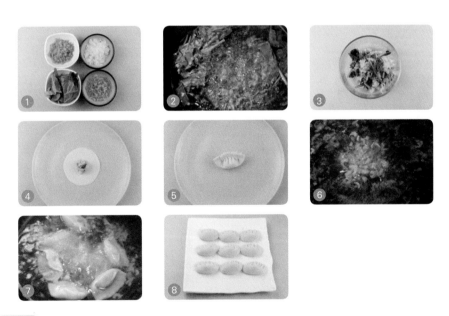

小贴士　菠菜含大量草酸，焯水后可将其除去。

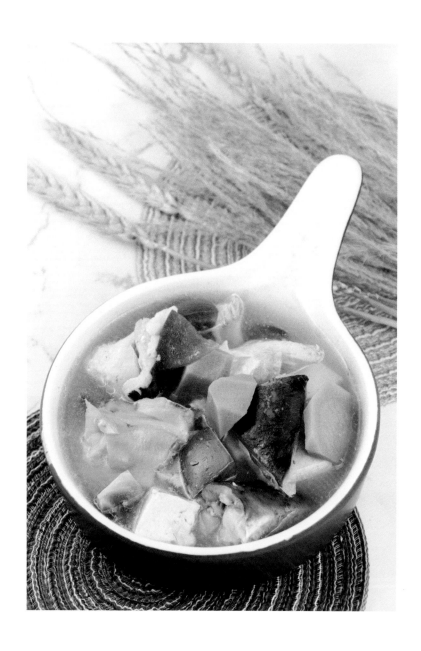

三文鱼头豆腐汤

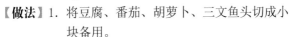

2 人份：能量 369 kcal，蛋白质 27 g，脂肪 19.7 g，碳水化合物 21 g

【材料】三文鱼头 200 g（可食部 70 g），番茄 150 g，豆腐 150 g，胡萝卜 120 g，菜籽油 8 g，食盐 2 g

【做法】1. 将豆腐、番茄、胡萝卜、三文鱼头切成小块备用。

2. 锅中烧油，将三文鱼头用小火煎 2 分钟，加适量水，炖煮 10 分钟。

3. 再倒入番茄、豆腐、胡萝卜煮熟，加盐调味即可。

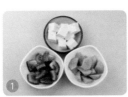

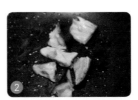

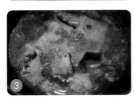

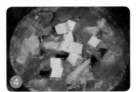

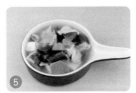

取卵阶段菜谱

141

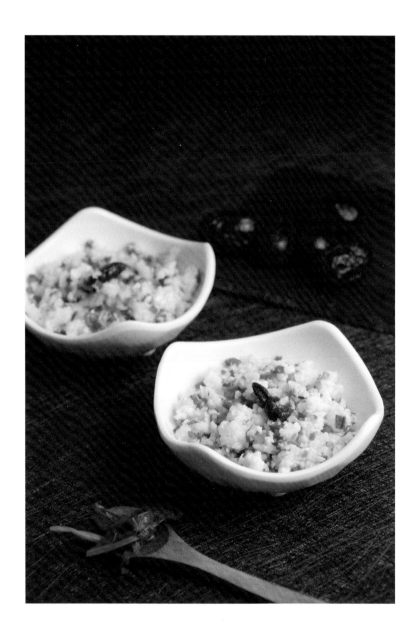

山药煎牡蛎

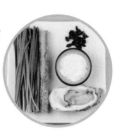

1~2 人份：能量 187 kcal，蛋白质 8.8 g，脂肪 2.1 g，碳水化合物 33.1 g

【材料】牡蛎肉 70 g，韭菜 100 g，山药 100 g，枸杞 5 g，淀粉 10 g，食盐 2 g

【做法】1. 牡蛎去壳取肉洗净，在锅中煮 1 分钟捞出备用。

2. 山药去皮，上锅蒸熟碾压成泥状。

3. 韭菜洗净焯水 1 分钟，再切成粒。

4. 枸杞泡软备用。

5. 将所有食材混合在一起，加盐、淀粉拌匀成牡蛎山药泥。

6. 取不粘锅，倒入牡蛎山药泥中火煎 3 分钟即可。

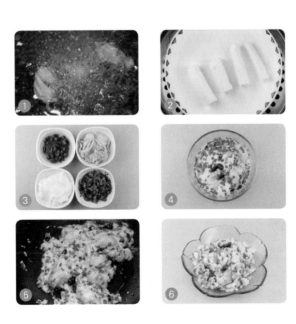

甜椒牛肉

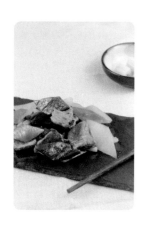

2 人份：能量 316 kcal，蛋白质 26 g，脂肪 11.3 g，碳水化合物 28 g

【材料】牛里脊 100 g，青、红、黄甜椒各 50 g，淀粉 10 g，蒜 10 g，菜籽油 10 g，料酒 5 g，生抽 10 g，老抽 10 g，白砂糖 5 g，食盐 2 g

【做法】1. 牛里脊洗净切薄片，加生抽、料酒、白砂糖、盐腌制 10 分钟，再裹上淀粉。

2. 三色甜椒、蒜切片备用。

3. 锅中烧油将蒜片炒香，倒入牛里脊中火炒至 8 成熟，倒入老抽上色，再倒入甜椒片翻炒成熟，加盐调味即可。

双色紫薯馒头

2~3 人份：能量 598 kcal，蛋白质 19 g，脂肪 3 g，碳水化合物 123 g

【材料】面粉 150 g，紫薯 50 g，牛奶 30 g，酵母 2 g

【做法】1. 紫面团：紫薯削皮切小块，上锅蒸熟放入碗中碾成泥状，再加入牛奶 30 g、面粉 50 g、酵母 1 g、水 20 ml 搅拌成絮状，揉成光滑的面团，盖上保鲜膜静置发酵至两倍大。

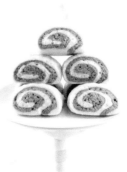

2. 白面团：将面粉 100 g、酵母 1 g、水 50 ml 倒入大碗中搅拌成絮状，再揉成光滑的面团，盖上保鲜膜静置发酵至两倍大。

3. 将发酵好的白面团和紫面团各自擀成 0.5 cm 厚的薄片。

4. 在白面片表面刷少量水，铺上紫面片，轻轻按压紧实，从一头慢慢卷起卷紧成长条，再用刀切成等大的小面团。

5. 将面团放入蒸锅中加盖静置，二次发酵至 1.5 倍大，再开火蒸熟即可。

小贴士 和面时分次加水，充分揉匀，充分醒发。

红豆香蕉酸奶

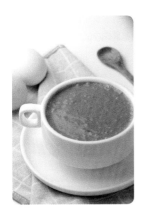

2人份：能量 420 kcal，蛋白质 16 g，脂肪 4.8 g，碳水化合物 78.4 g

【材料】香蕉 150 g，酸奶 150 g，红豆 50 g，蜂蜜 3 g

【工具】搅拌机

【做法】1. 红豆提前浸泡一夜，倒入锅中煮至软烂捞出备用。
2. 香蕉去皮切成小块。
3. 将香蕉、酸奶、煮好的红豆全部放入搅拌机中打成细腻的糊状，倒入碗中，加蜂蜜调味即可。

豆腐蔬菜盅

2人份：能量 480 kcal，蛋白质 31 g，脂肪 20 g，碳水化合物 44.6 g

【材料】猪瘦肉末 80 g，豆腐泡 70 g，胡萝卜 60 g，黑木耳（水发）40 g，玉米粒 40 g，青椒 30 g，豆豉 15 g，蒜 5 g，玉米油 10 g，生抽 10 g，食盐 2 g

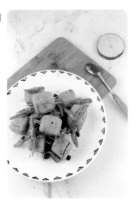

【做法】1. 将胡萝卜、黑木耳、玉米粒切成小颗粒，青椒、蒜切片备用。
2. 锅中烧油，倒入肉末中火翻炒 3 分钟，再倒入黑木耳、胡萝卜、玉米粒翻炒 3 分钟，加盐、生抽制成馅料盛出备用。
3. 用剪刀将豆腐泡剪一个小口，将炒好的馅料装进豆腐泡中，用牙签穿过封口。
4. 锅中烧油，将蒜、青椒、豆豉炒香，再倒入豆腐泡中火翻炒 3 分钟，加盐调味即可。

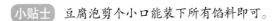

小贴士　豆腐泡剪个小口能装下所有馅料即可。

取卵阶段菜谱

145

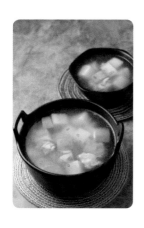

排骨薏米汤

2 人份：能量 396 kcal，蛋白质 21.7 g，脂肪 26 g，碳水化合物 19.5 g

【材料】排骨 150 g（可食部 108 g），白萝卜 60 g，西葫芦 60 g，薏米 20 g，姜 5 g，小葱 5 g，食盐 2 g

【做法】1. 排骨切块，薏米提前浸泡 2 小时，西葫芦、白萝卜切小块，小葱切葱花，姜切片备用。

2. 锅中加水，将排骨、姜片冷水下锅，大火煮沸除去泡沫。

3. 再倒入薏米、白萝卜、西葫芦小火炖熟，加盐调味撒上葱花即可。

芹菜炒鱿鱼

2 人份：能量 282 kcal，蛋白质 30 g，脂肪 10.9 g，碳水化合物 15.9 g

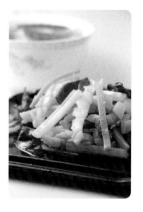

【材料】鱿鱼 150 g，芹菜 200 g，黑木耳（水发）50 g，胡萝卜 50 g，蒜 5 g，玉米油 8 g，食盐 2 g

【做法】1. 将鱿鱼洗净切十字花刀，再切成细条。

2. 芹菜、黑木耳、胡萝卜切成细条，蒜切片备用。

3. 分别将胡萝卜煮 5 分钟，鱿鱼煮 1 分钟捞出备用。

4. 锅中烧油炒香蒜片，倒入鱿鱼、黑木耳、芹菜、胡萝卜大火翻炒 2 分钟加盐调味即可。

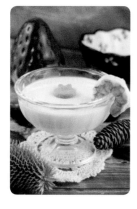

牛奶鸡蛋虾羹

2 人份：能量 357 kcal，蛋白质 29 g，脂肪 20.8 g，碳水化合物 13.5 g

【材料】虾仁 25 g（2 只），牛奶 300 g，鸡蛋 120 g（2 个），食盐 2 g

【做法】1. 将鸡蛋磕入碗中打散，其中一只虾仁切成小颗粒备用。

2. 蛋液中倒入牛奶、虾仁粒、盐搅拌均匀，再倒入精美的玻璃杯中。

3. 另一只虾仁放于杯口点缀，上锅蒸熟即可。

小贴士 蒸蛋时间过长易致蛋羹凝固收缩、塌陷、出水。

小白滑子菇

2 人份：能量 233 kcal，蛋白质 14.5 g，脂肪 9.6 g，碳水化合物 22.2 g

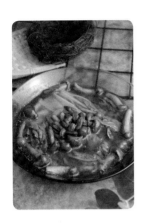

【材料】小白菜 350 g，滑子菇 150 g，枸杞 20 g，菜籽油 8 g，食盐 2 g，鸡精 2 g

【做法】1. 小白菜洗净切段，枸杞泡水，滑子菇洗净去掉尾部备用。

2. 将小白菜焯水 2 分钟捞起备用。

3. 锅中烧油，倒入滑子菇大火快炒 1 分钟，加适量水煮 1 分钟，再倒入枸杞、小白菜煮 1 分钟，加盐、鸡精调味即可。

山药虾仁

2 人份：能量 263 kcal，蛋白质 19.5 g，脂肪 9.4 g，碳水化合物 25 g

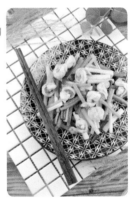

【材料】山药 150 g，虾仁 150 g，胡萝卜 50 g，芹菜 50 g，红椒 20 g，菜籽油 8 g，食盐 2 g

【做法】1. 山药和胡萝卜去皮切成细条，芹菜切段，红椒切丝备用。

2. 锅中加水烧开，倒入山药和胡萝卜煮 5 分钟捞出备用。

3. 锅中烧油，将虾仁大火翻炒 30 秒，再倒入山药、胡萝卜、芹菜、红椒翻炒 1 分钟加盐调味即可。

什锦芦笋

2 人份：能量 356 kcal，蛋白质 7.4 g，脂肪 10.7 g，碳水化合物 57.6 g

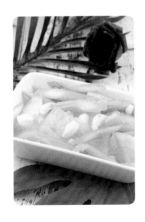

【材料】芦笋 100 g，冬瓜 100 g，百合（鲜）50 g，玉米粒 50 g，玉米油 5 g，芝麻油 5 g，食盐 2 g

【做法】1. 芦笋洗净切段，冬瓜去皮切片，百合、玉米粒洗净备用。

2. 锅中加水烧开，倒入芦笋、冬瓜煮 4 分钟捞出备用。

3. 锅中烧油，倒入所有食材翻炒成熟，加盐调味淋上芝麻油即可。

取卵阶段菜谱

147

移植阶段菜谱

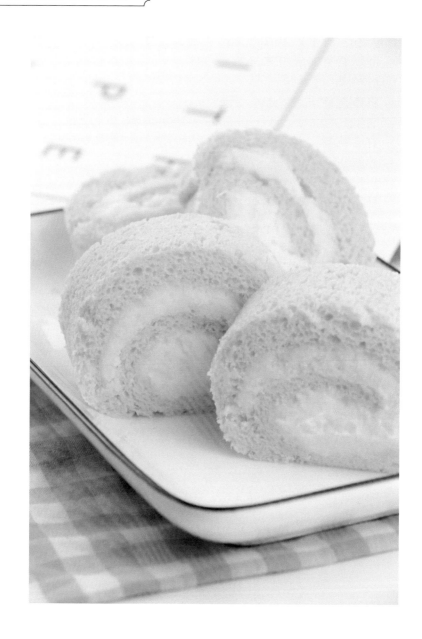

菠菜无奶油蛋糕

2 人份：能量 795 kcal，蛋白质 36.6 g，脂肪 40.3 g，碳水化合物 71.4 g

【材料】鸡蛋 200 g（4 个），山药 150 g，牛奶 60 g，低筋面粉 40 g，菠菜 35 g，玉米油 20 g，白砂糖 15 g

【工具】电动打蛋器、搅拌机

【做法】1. 将鸡蛋蛋清与蛋黄分离，蛋黄打散，蛋清装碗备用。

2. 制作菠菜面糊：菠菜焯水捞出切碎，倒入搅拌机中打成菠菜泥，再倒入碗中加低筋面粉、油、蛋黄搅拌均匀。

3. 制作山药泥：山药去皮切成小块，上锅蒸熟碾成泥状，加入牛奶搅拌均匀。

4. 制作蛋白霜：把蛋清倒入无水无油的干净容器里，用电动打蛋器打发至硬性发泡（糖分三次加入，打至提起打蛋头蛋白霜能呈弯钩状不会掉下即可）。

5. 制作蛋糕糊：将菠菜面糊慢慢倒入蛋白霜中，用刮刀翻拌均匀，制成蛋糕糊（动作轻柔，不要画圈，防止消泡）。

6. 烤盘里铺好油纸，倒入蛋糕糊，表面用刮板刮平，用力震动烤盘，震出大气泡。

7. 放入预热好上下火 160℃烤箱中层，烤 18 分钟取出，冷却后表面铺上一层油纸，倒翻过来，撕去底部的油纸。

8. 在蛋糕表面均匀涂抹上山药泥，慢慢卷起，切块即可。

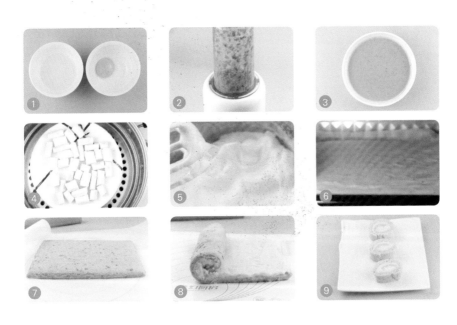

移植阶段菜谱

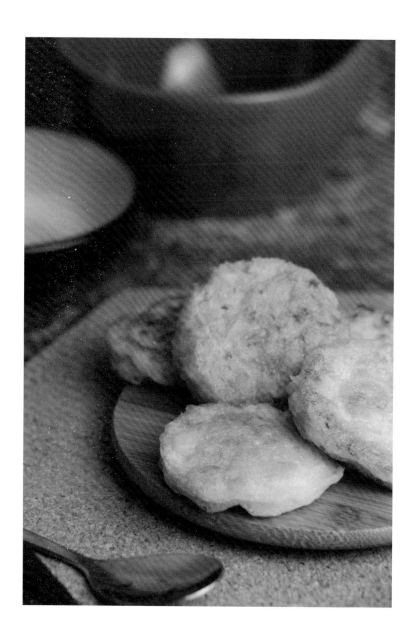

玉米红薯饼

1~2 人份：能量 193 kcal，蛋白质 8.4 g，脂肪 8.6 g，碳水化合物 20.3 g

【材料】基围虾 70 g（可食部 43 g），玉米粒 30 g，红薯 25 g，
鸡蛋清 20 g，淀粉 8 g，玉米油 8 g

【做法】1. 红薯去皮切成小颗粒，玉米粒洗净备用。

2. 将红薯、玉米粒上锅蒸熟。

3. 基围虾取虾肉剁成虾泥，加入鸡蛋清、淀粉、玉米粒
和红薯搅拌均匀。

4. 取平底锅，开小火，在锅底刷上一层薄薄的油，舀一勺虾泥倒入锅中，并
用小勺轻轻按压成圆形，煎至金黄后翻面，再将另一面煎熟即可。

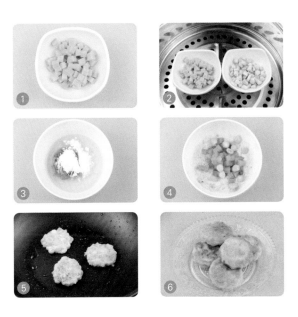

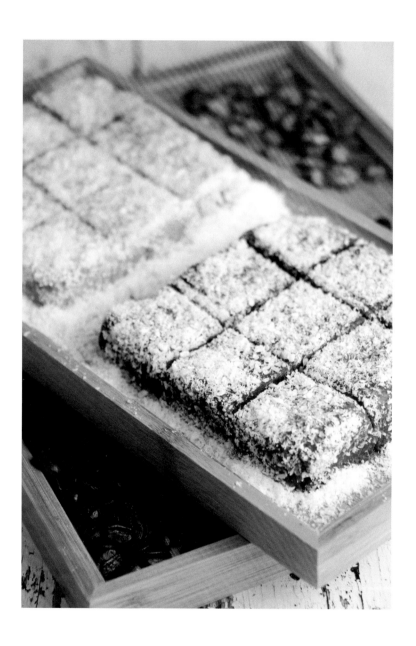

雪花蔬菜方糕

2人份：能量 326 kcal，蛋白质 5.2 g，脂肪 0.5 g，碳水化合物 74.9 g

【材料】菠菜 150 g，南瓜 120 g，淀粉 45 g，白砂糖 25 g，椰蓉 20 g

【工具】搅拌机

【做法】1. 菠菜焯水 1 分钟，捞出放入搅拌机中打成菠菜泥。

2. 将菠菜泥倒入锅中，倒入一半的淀粉和糖，小火加热不断搅拌，直至菠菜泥不易从铲子上滑落下来，关火，用一个方形碗盛好（碗底铺上一层耐高温保鲜膜，方便脱模）。

3. 南瓜切小块上锅蒸熟，碾成泥状倒入锅中，再倒入剩余的淀粉和糖小火加热，不断搅拌，用另一个方形碗盛好。

4. 将菠菜泥、南瓜泥放入冰箱冷藏 2 小时，成型后取出脱模，切成大小相同的小方块，裹上椰蓉即可。

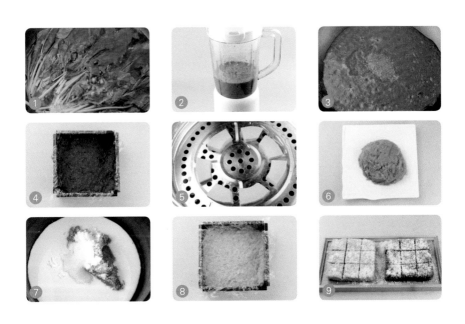

移植阶段菜谱

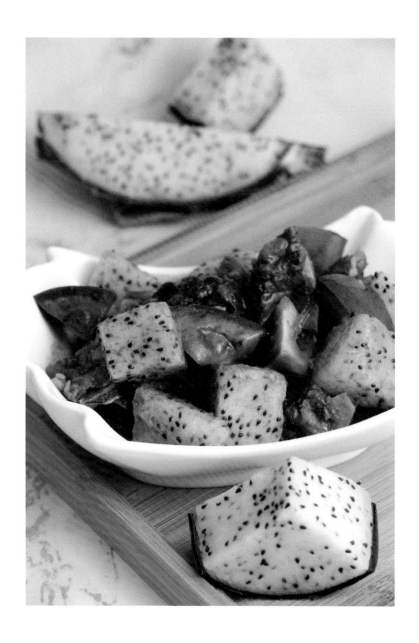

番茄烩牛尾

2 人份：能量 402 kcal，蛋白质 26.3 g，脂肪 12.5 g，碳水化合物 45.9 g

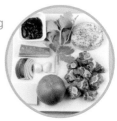

【材料】牛尾 220 g（可食部 110 g），番茄 160 g，火龙果果肉 150 g，洋葱 15 g，芹菜 15 g，胡萝卜 15 g，黄油 10 g，蒜 10 g，番茄酱 20 g，白砂糖 10 g，食盐 2 g，鸡精 2 g

【做法】1. 牛尾洗净，冷水下入锅中，大火煮沸后捞出备用。

2. 胡萝卜、洋葱、蒜、芹菜切成小粒，火龙果果肉、番茄切块。

3. 黄油放入锅中开小火，融化后倒入胡萝卜、芹菜、洋葱、蒜、番茄酱炒香，倒入牛尾翻炒 2 分钟，加适量水慢炖 1 小时。

4. 再倒入番茄、火龙果翻炒收汁，加盐、鸡精、糖调味即可。

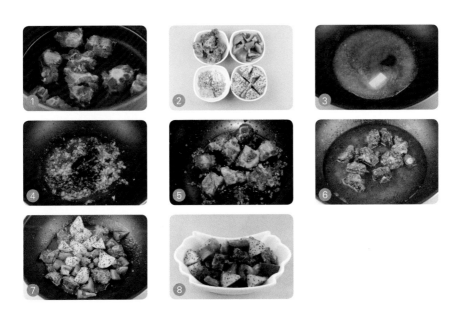

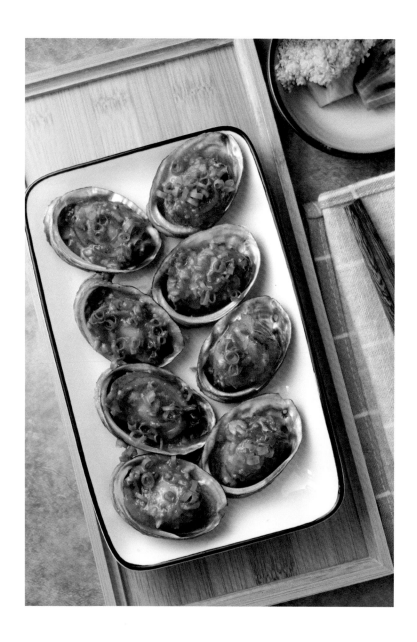

红烧鲍鱼仔

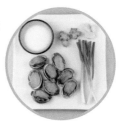

2 人份：能量 284 kcal，蛋白质 14 g，脂肪 10.8 g，碳水化合物 32.7 g

【材料】鲍鱼仔 150 g（可食部 95 g），蒜 25 g，小葱 15 g，姜
5 g，湿淀粉（含淀粉 5 g），料酒 10 g，蚝油 10 g，
生抽 10 g，白砂糖 10 g，玉米油 10 g

【做法】1. 将鲍鱼肉从壳中取出，清洗干净后切花刀，姜、蒜
切末，小葱切葱花备用。

2. 锅中加水烧开，将鲍鱼壳煮 5 分钟捞出备用。

3. 锅中烧油，将姜末和蒜末炒香，倒入料酒、蚝油、生抽、糖和适量水，
煮沸后倒入鲍鱼肉翻炒成熟，加湿淀粉收汁。

4. 将烧好的鲍鱼肉一个一个放回壳中，撒上葱花即可。

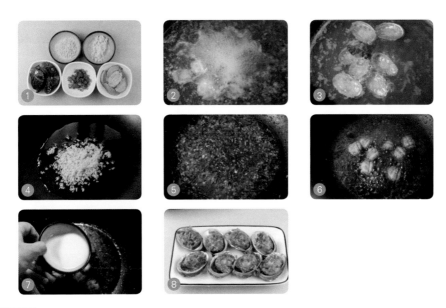

小贴士　鲍鱼壳需加热杀菌处理。

奶酪蛋三明治

2人份: 能量 404 kcal, 蛋白质 18 g, 脂肪 16.1 g, 碳水化合物 47.1 g

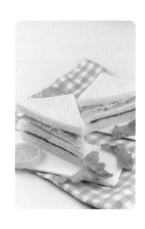

【材料】切片面包 60 g (1.5 片), 鸡蛋 60 g (1 个), 黄瓜 30 g, 午餐肉 20 g, 低盐奶酪 10 g, 生菜 10 g, 蓝莓酱 10 g, 菜籽油 2 g

【做法】
1. 切片面包切成 6 个大小相同的三角形, 午餐肉切成薄片, 黄瓜去皮切成薄片, 低盐奶酪切成小颗粒, 生菜切成小片备用。
2. 锅中刷一层薄薄的油, 磕入鸡蛋煎熟后切成两块, 再将午餐肉煎熟。
3. 在一片面包上依次放上奶酪粒、午餐肉, 盖上一片面包, 涂上蓝莓酱, 放上黄瓜、生菜、半块煎蛋, 再盖上一片面包即可。
4. 按此方法再制作另一块。

牛奶亚麻籽馒头

2人份: 能量 547 kcal, 蛋白质 19 g, 脂肪 11.6 g, 碳水化合物 93 g

【材料】面粉 100 g, 牛奶 75 g, 亚麻籽 25 g, 白砂糖 10 g, 酵母 1.5 g

【工具】搅拌机

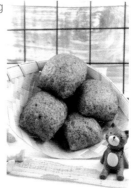

【做法】
1. 亚麻籽用搅拌机打成粉末。
2. 将面粉、牛奶、亚麻籽粉、糖、酵母倒入容器中, 搅拌成絮状, 揉成光滑面团, 盖上保鲜膜在室温下发酵至两倍大。
3. 将面团擀成厚度为 0.8 cm 的薄片, 从边缘开始全部卷起成条状, 再切成等大的小面团。
4. 将小面团放入蒸锅中再次醒发 30 分钟, 开火蒸熟即可。

小贴士 经过酵母发酵的面粉维生素 B_1、维生素 B_2 含量都有所增加, B 族维生素可促进胚胎早期发育, 又可促进胃肠消化液分泌, 维持正常消化功能。

罗宋汤

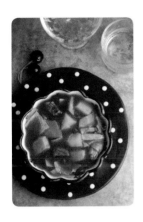

2~3 人份：能量 937 kcal，蛋白质 33 g，脂肪 59.6 g，碳水化合物 67 g

【材料】牛腩 150 g，番茄 100 g，土豆 100 g，胡萝卜 100 g，洋葱 50 g，包菜 50 g，番茄酱 25 g，黄油 15 g，白砂糖 10 g，淀粉 10 g，大葱 10 g，姜 5 g，食盐 3 g，鸡精 2 g

【做法】
1. 牛腩、胡萝卜、土豆、番茄切块，洋葱、包菜、姜切片，大葱切段，淀粉调成湿淀粉备用。
2. 锅中加水（不要太多），将牛腩、葱、姜冷水下锅，水沸腾后打去浮沫，转小火炖煮 30 分钟。
3. 另起一锅，黄油放入锅中小火加热至融化，倒入洋葱、番茄中火翻炒 30 秒，再倒入土豆、胡萝卜、包菜继续翻炒 3 分钟。
4. 将炒好的蔬菜倒入炖牛腩的汤锅中，大火煮沸转小火继续将全部食材炖熟。
5. 加番茄酱、盐、糖、鸡精调味，再加入湿淀粉收汁即可。

什锦虾卷

2 人份：能量 177 kcal，蛋白质 11 g，脂肪 8.9 g，碳水化合物 13.2 g

【材料】基围虾 120 g（可食部 75 g），白萝卜 60 g，胡萝卜 60 g，黄瓜 60 g，黑木耳（水发）60 g，红椒 30 g，芝麻油 8 g，生抽 8 g，食盐 2 g

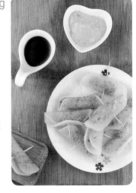

【做法】
1. 基围虾取虾肉剁成虾泥，黑木耳、红椒、胡萝卜、黄瓜切成小颗粒。
2. 将以上食材全部装碗，加盐、芝麻油拌匀制成馅料。
3. 白萝卜去皮切成薄片，放入沸水中煮 2 分钟捞出备用。
4. 在白萝卜片上放好适量馅料，卷起两边包住馅料，插上牙签定型，上锅蒸 8 分钟，配上生抽即可。

小贴士 注意白萝卜切的厚度和加热的时间，既方便卷起又避免断裂。

移植阶段菜谱

159

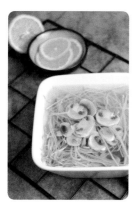

口蘑豆苗汤

2 人份：能量 366 kcal，蛋白质 40.6 g，脂肪 11.5 g，碳水化合物 25.2 g

【材料】绿豆苗 100 g，口蘑 100 g，芝麻油 8 g，鸡精 2 g，食盐 2 g

【做法】1. 口蘑切薄片，绿豆苗洗净备用。

2. 锅中加水烧开，倒入口蘑煮 5 分钟。

3. 再倒入绿豆苗煮 1 分钟，加盐、鸡精、芝麻油调味即可。

蓝莓山药

2 人份：能量 239 kcal，蛋白质 4.3 g，脂肪 0.5 g，碳水化合物 54.3 g

【材料】山药 120 g，红薯 100 g，蓝莓酱 20 g，枸杞 5 g

【做法】1. 红薯、山药洗净去皮，上锅蒸熟分别碾成泥状，枸杞泡软备用。

2. 取方形模具，铺上一层耐高温保鲜膜（方便脱模），倒入一部分山药泥，用小勺轻轻压平成 1 cm 的厚度，再依次铺上 0.5 cm 厚的红薯泥、1 cm 厚的山药泥，再轻轻压平，脱模，切成大小相同的小方块。

3. 点缀上枸杞，配上蓝莓酱即可。

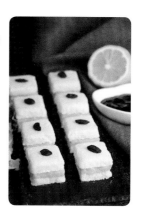

面包布丁

2 人份：能量 627 kcal，蛋白质 30.6 g，脂肪 24.8 g，碳水化合物 70.4 g

【材料】牛奶 250 g，鸡蛋 120 g（2 个），切片面包 80 g（2 片），小番茄 50 g，白砂糖 10 g，玉米油 2 g

【做法】1. 切片面包切成边长 1 cm 的正方形小丁，小番茄切成小颗粒备用。

2. 鸡蛋磕入碗中，加入白砂糖、牛奶、面包丁轻轻拌匀，放置 10 分钟让面包丁充分吸收奶蛋液。

3. 取一个小碗，碗内壁刷上一层薄薄的油（方便脱模），倒入番茄粒，再倒入面包奶蛋液。

4. 将碗封上耐高温保鲜膜，在保鲜膜上扎几个小孔，上锅蒸 10 分钟取出脱模即可。

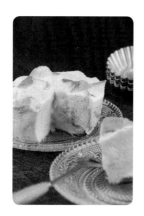

小贴士 保鲜膜上需扎出几个小孔，防止蒸汽回落到食物上。

冬笋烧鸡

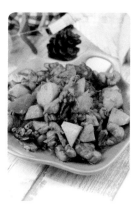

2 人份：能量 466 kcal，蛋白质 32.7 g，脂肪 21.9 g，碳水化合物 34.5 g

【材料】带骨鸡肉 200 g（可食部 120 g），冬笋 120 g，胡萝卜 110 g，香菇 80 g，小葱 5 g，姜 5 g，白砂糖 10 g，料酒 10 g，菜籽油 10 g，生抽 10 g，老抽 10 g，鸡精 2 g

【做法】1. 带骨鸡肉切小块，加料酒、生抽腌制 10 分钟。

2. 香菇、冬笋、胡萝卜切块，小葱分别切成葱段和葱花，姜切片备用。

3. 锅中烧油炒香葱段和姜片，倒入鸡肉块大火翻炒至鸡肉块泛白，再倒入胡萝卜、香菇、冬笋大火翻炒片刻，加糖、老抽、鸡精调味。

4. 最后倒入适量水（水刚好没过食材）将食材炖熟，撒上葱花即可。

烩鸡脯

2 人份：能量 314 kcal，蛋白质 27.2 g，脂肪 16.5 g，碳水化合物 14.2 g

【材料】鸡肉（胸脯肉）120 g，香菇 90 g，番茄 80 g，芦笋 40 g，胡萝卜 15 g，洋葱 10 g，芹菜（茎）10 g，蒜 5 g，菜籽油 10 g，食盐 2 g

【做法】1. 香菇洗净，焯水 2 分钟捞出，切成小块备用。

2. 芦笋切成 5 cm 的长条，番茄、鸡肉切块，胡萝卜、洋葱、蒜、芹菜切成小粒。

3. 锅中烧油，将胡萝卜、芹菜、洋葱、蒜炒香，倒入鸡肉大火翻炒 2 分钟，再倒入香菇、芦笋、番茄大火翻炒 1 分钟，加适量水炖煮收汁，加盐调味即可。

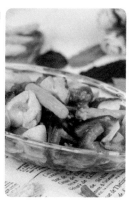

洋葱牛肉丝

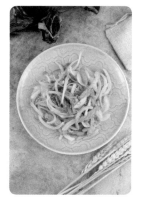

2 人份：能量 353 kcal，蛋白质 35.4 g，脂肪 11.8 g，碳水化合物 26.4 g

【材料】牛肉 150 g，洋葱 150 g，淀粉 10 g，小葱 10 g，姜 5 g，料酒 10 g，菜籽油 10 g，食盐 2 g，鸡精 2 g

【做法】1. 牛肉、洋葱切丝，姜切片，小葱切葱花备用。

2. 将牛肉丝用料酒腌制 10 分钟，裹上淀粉。

3. 锅中烧油将姜片炒香，倒入牛肉丝大火翻炒 2 分钟，再倒入洋葱翻炒成熟，加盐、鸡精调味撒上葱花即可。

移植阶段菜谱

161

早孕阶段菜谱

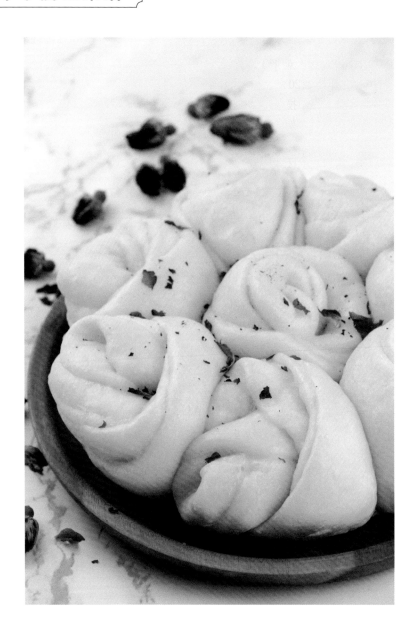

玫瑰花面包

4 人份：能量 1 398 kcal，蛋白质 47 g，脂肪 36.3 g，碳水化合物 221.2 g

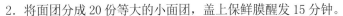

【材料】高筋面粉 250 g，鸡蛋 120 g（2 个），牛奶 100 g，白砂糖 25 g，黄油 20 g，食盐 4 g，酵母 4 g

【做法】1. 鸡蛋磕入盆中搅散，倒出 10 g 备用，剩余蛋液中加入盐、糖、牛奶、黄油拌匀，筛入高筋面粉，加酵母搅拌成絮状，再揉成光滑的面团，盖上保鲜膜室温下发酵至面团膨胀到两倍大。

2. 将面团分成 20 份等大的小面团，盖上保鲜膜醒发 15 分钟。

3. 将小面团擀成薄片，每 5 片一组叠放在一起，再卷起来，切成两个等大的花形块，其余小面团按此方法制作，最后做成 8 个花形块，放入电饭煲中再次醒发 30 分钟。

4. 在其表面刷上一层蛋液，电饭煲按下蛋糕键做熟即可。

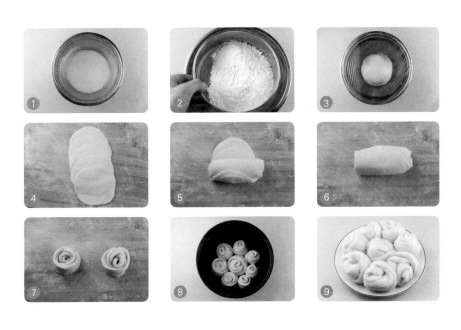

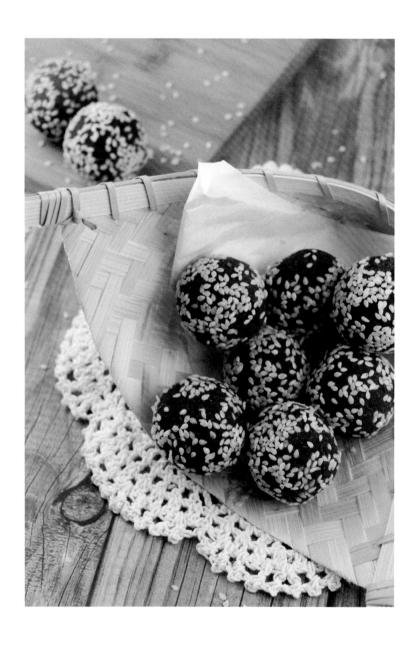

紫薯奶酪球

3人份：能量 586 kcal，蛋白质 13.5 g，脂肪 13.7 g，碳水化合物 102 g

【材料】紫薯 400 g，低盐奶酪 20 g，白芝麻（熟）20 g，牛奶 10 g

【做法】1. 紫薯去皮切成小块，上锅蒸熟，碾压成泥，再倒入牛奶拌匀备用。

2. 低盐奶酪切成长条状，卷成一个一个的小卷。

3. 将紫薯泥分成等大的小团，放在手心揉成光滑的小球，用手轻轻压扁包入一个奶酪卷，再揉成球形。

4. 将小球放到芝麻里滚几下，使表面粘上芝麻。

5. 烤盘上铺油纸，摆放上紫薯球，再放入预热好上下火 180℃烤箱中层，烤 5 分钟即可。

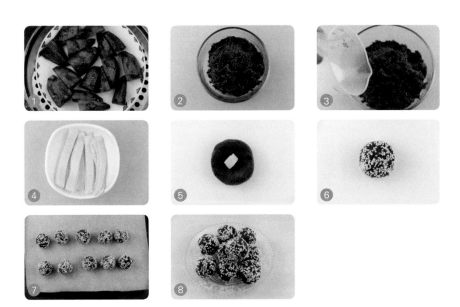

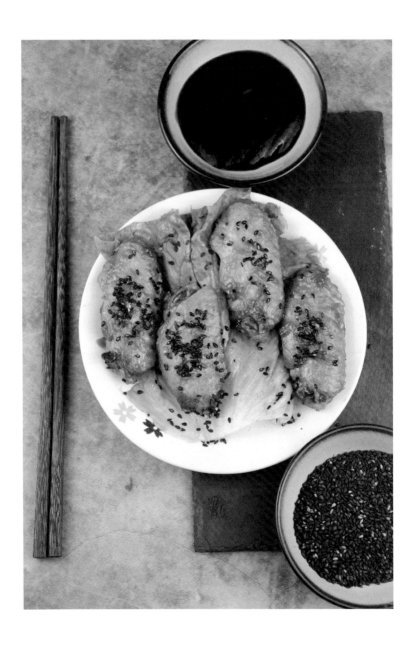

番茄蜜汁鸡翅

2人份：能量 453 kcal，蛋白质 31.4 g，脂肪 22 g，碳水化合物 32.4 g

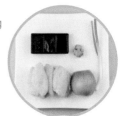

【材料】鸡中翅 280 g（8 个，可食部 140 g），洋葱 50 g，番茄
酱 30 g，黑芝麻（熟）10 g，蜂蜜 10 g，姜 5 g，小葱
5 g，冰糖 10 g，菜籽油 10 g

【做法】1. 鸡中翅洗净，用刀在表面划几道小口（方便入味），
洋葱切成小颗粒，姜切片，葱切段备用。

2. 锅中加水，将鸡中翅、姜片和葱段冷水下锅，大火煮沸后转小火煮 8 分钟
捞出备用。

3. 锅中烧油将洋葱炒香，倒入番茄酱翻炒 1 分钟，再倒入鸡中翅、冰糖、蜂
蜜和适量水（水量没过鸡翅的 2/3），中火煮 3 分钟。

4. 将鸡中翅翻面，小火慢慢收汁，出锅装盘撒上黑芝麻即可。

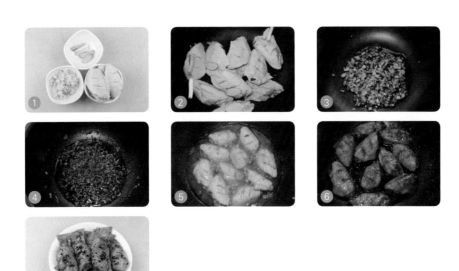

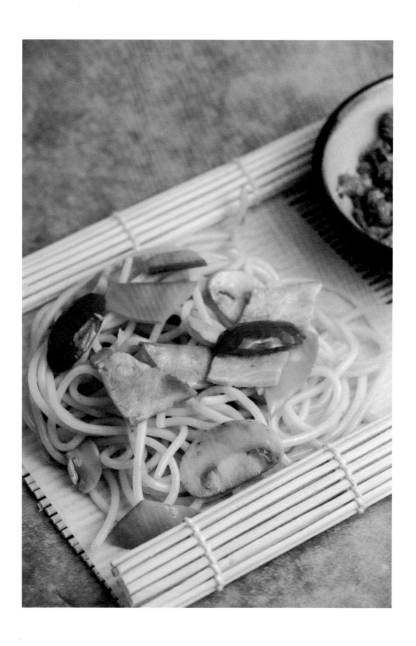

奶酪番茄意面

1~2 人份：能量 532 kcal，蛋白质 27 g，脂肪 15.4 g，碳水化合物 71.5 g

【材料】意大利面 100 g，培根 60 g，蘑菇 50 g，小番茄 50 g，荷兰豆 30 g，低盐奶酪 5 g，番茄酱 20 g，玉米油 8 g，食盐 2 g

【做法】1. 小番茄切块，蘑菇、培根切片，荷兰豆摘去两端切段，低盐奶酪切条备用。

2. 锅中加水烧开，倒入意大利面煮 8 分钟捞起备用。

3. 锅中烧油，倒入番茄块、番茄酱、蘑菇片、培根、荷兰豆翻炒 1 分钟。

4. 再往锅里倒少量水小火慢煮 2 分钟，倒入意大利面、奶酪条、盐翻炒拌匀至奶酪全部融化，收汁即可。

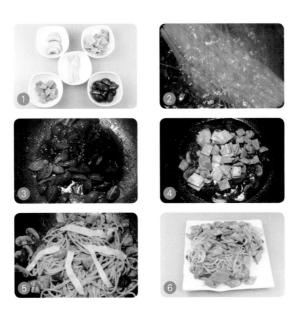

早孕阶段菜谱

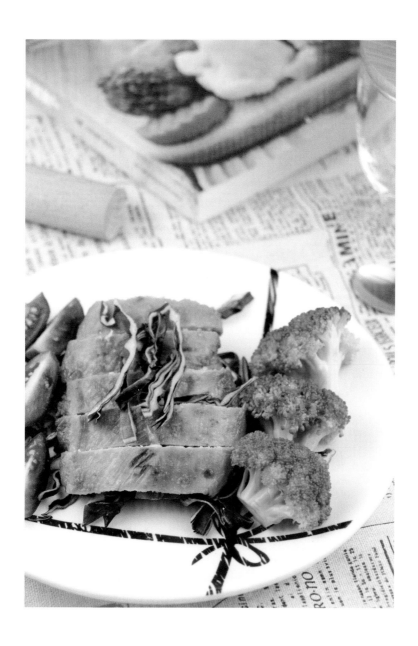

生抽蜂蜜鸡脯肉

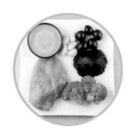

2 人份：能量 369 kcal，蛋白质 32.6 g，脂肪 18 g，碳水化合物 19 g

【材料】鸡肉（胸脯肉）150 g，西兰花 50 g，紫甘蓝 30 g，
小番茄 20 g，蒜 10 g，蜂蜜 10 g，玉米油 10 g，生抽
10 g，食盐 2 g

【做法】1. 紫甘蓝切丝，西兰花切成小朵，小番茄对半切开，
蒜切成小颗粒备用。

2. 鸡肉用刀背轻轻敲打至松软，装入碗中，倒入蜂蜜、生抽、盐、蒜粒腌
制 20 分钟。

3. 锅中加水烧开，将西兰花煮 5 分钟，紫甘蓝煮 1 分钟捞出备用。

4. 锅中刷一层薄薄的油，将鸡肉煎熟，再切块，装饰上蔬菜即可。

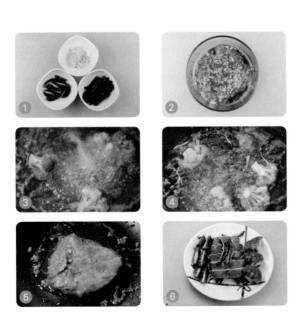

岩烧乳酪

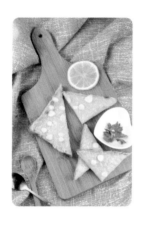

2人份：能量 615 kcal，蛋白质 17.6 g，脂肪 31 g，碳水化合物 66 g

【材料】切片面包 80 g，牛奶 30 g，低盐奶酪 30 g，黄油 15 g，杏仁片 10 g，白砂糖 15 g

【做法】1. 低盐奶酪切条备用。

2. 将奶酪条、牛奶、糖、黄油放入碗中，隔水加热至食材全部融化，调制成奶浆。

3. 将奶浆均匀涂抹在切片面包上，再撒上杏仁片。

4. 烤盘上铺锡纸，摆放上面包，放入预热好上下火 170℃烤箱，烤 8 分钟即可。

土豆烧兔肉

2人份：能量 386 kcal，蛋白质 29 g，脂肪 13 g，碳水化合物 37.6 g

【材料】带骨兔腿 170 g（可食部 120 g），土豆 160 g，青笋 150 g，大葱 10 g，姜 5 g，菜籽油 10 g，生抽 10 g，醋 10 g，白砂糖 5 g，食盐 2 g，鸡精 2 g

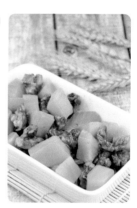

【做法】1. 带骨兔腿切成小块，冷水下锅大火煮沸后捞起备用。

2. 土豆去皮切块，青笋切块，大葱切段，姜切片备用。

3. 锅中烧油，将姜片和葱段炒香，倒入兔肉中火翻炒 1 分钟，加生抽、糖翻炒片刻。

4. 再往锅中倒入青笋、土豆和适量水，小火炖熟，加盐、鸡精、醋调味即可。

牛肉炒丝瓜

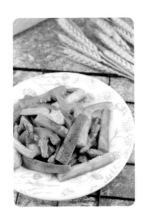

2人份：能量325 kcal，蛋白质35.7 g，脂肪16.1 g，碳水化合物9.3 g

【材料】牛里脊120 g，丝瓜250 g，蒜5 g，料酒10 g，玉米油10 g，生抽10 g，食盐2 g，鸡精2 g

【做法】1. 牛里脊切丝，加生抽、料酒、盐腌制10分钟。
2. 丝瓜去皮切细条，在锅中煮2分钟捞出备用。
3. 蒜切片备用。
4. 锅中烧油炒香蒜片，倒入牛肉丝大火翻炒2分钟，再倒入丝瓜翻炒成熟，加盐、鸡精调味即可。

焗生蚝

1人份：能量166 kcal，蛋白质16.4 g，脂肪9 g，碳水化合物4.3 g

【材料】生蚝184 g（可食部50 g），西兰花40 g，低盐奶酪35 g，小葱5 g，姜5 g，蒜5 g，料酒10 g，食盐1 g

【做法】1. 西兰花切小朵，在沸水中煮5分钟，捞起切成小颗粒备用。
2. 蒜切末，小葱切段，姜切片，低盐奶酪切条备用。
3. 将生蚝从壳中取出，洗净后放入碗中，用料酒、葱、姜、盐腌制10分钟。
4. 把生蚝肉放回壳里，摆上西兰花、蒜末，铺上奶酪条，放入预热好上下火170℃烤箱，烤制7分钟即可。

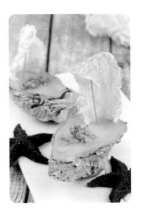

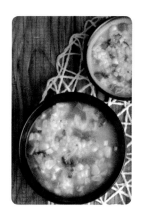

五彩营养粥

2人份：能量 355 kcal，蛋白质 10.6 g，脂肪 1.4 g，碳水化合物 75.1 g

【材料】粳米 80 g，西兰花 50 g，玉米粒 40 g，胡萝卜 25 g，
香菇 25 g，食盐 2 g

【做法】1. 西兰花切小朵，焯水切成小粒备用。

2. 香菇、胡萝卜切成小粒，玉米粒洗净备用。

3. 粳米淘洗干净倒入锅中，加水熬煮 20 分钟。

4. 再倒入蔬菜粒继续熬煮成熟，加盐调味即可。

荷兰豆炒鱿鱼

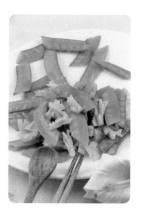

2人份：能量 271 kcal，蛋白质 33.5 g，脂肪 13 g，碳水化合物 5 g

【材料】鱿鱼 180 g，荷兰豆 80 g，蒜 5 g，玉米油 10 g，食
盐 2 g

【做法】1. 荷兰豆洗净摘掉两端，蒜切片备用。

2. 鱿鱼洗净在表面划十字花刀，再切成小片焯水备
用。

3. 锅中烧油将蒜片炒香，倒入鱿鱼、荷兰豆大火翻
炒成熟，加盐调味即可。

韭菜虾仁

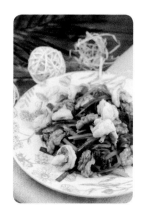

2人份：能量 303 kcal，蛋白质 18 g，脂肪 21.2 g，碳水化合物 10.2 g

【材料】基围虾 180 g（可食部 108 g），韭菜 150 g，核桃仁
20 g，蒜 5 g，菜籽油 8 g，食盐 2 g

【做法】1. 核桃仁提前浸泡好，蒜切片备用。

2. 韭菜切成 5 cm 的长段，基围虾取虾肉去虾线备用。

3. 锅中烧油，将蒜片炒香，倒入虾仁大火翻炒 1 分
钟，再倒入韭菜、核桃仁继续翻炒成熟，加盐调
味即可。

香菇青笋鸡肉

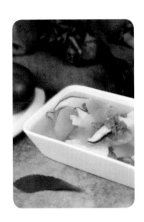

2 人份：能量 225 kcal，蛋白质 25.7 g，脂肪 6.3 g，碳水化合物 16.4 g

【材料】鸡肉（胸脯肉）120 g，青笋 75 g，香菇 60 g，淀粉 10 g，姜 5 g，小葱 5 g，食盐 2 g

【做法】1. 香菇、青笋、姜切片，小葱切葱花备用。

2. 鸡肉切薄片，用姜腌制 10 分钟，裹上淀粉。

3. 锅中加水烧开，倒入青笋、香菇、鸡肉煮熟，加盐调味，撒上葱花即可。

莼菜豆腐汤

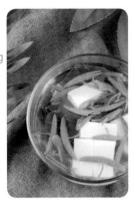

2 人份：能量 235 kcal，蛋白质 14.8 g，脂肪 14 g，碳水化合物 12.6 g

【材料】豆腐 150 g，落葵（软浆叶/豆腐菜）100 g，莼菜 70 g，姜 5 g，菜籽油 8 g，食盐 1 g

【做法】1. 豆腐、姜切片，落葵、莼菜洗净备用。

2. 锅中烧油炒香姜片，倒入豆腐加适量水，大火烧开转小火煮 5 分钟，再倒入落葵、莼菜煮熟，加盐调味即可。

素拌时蔬

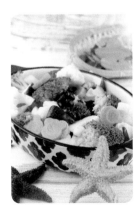

2 人份：能量 162 kcal，蛋白质 7.8 g，脂肪 9.2 g，碳水化合物 12.1 g

【材料】西兰花 150 g，花菜 150 g，胡萝卜 50 g，香菇 45 g，芝麻油 8 g，鸡精 2 g，食盐 2 g

【做法】1. 西兰花、花菜切小朵，香菇切小块，胡萝卜切片备用。

2. 锅中加水烧开，将所有食材煮熟捞出，加盐、鸡精、芝麻油拌匀即可。

小贴士 水量要多，火要大，避免蔬菜长时间加热导致营养素过多流失。

早孕阶段菜谱

附录 常见食物定量图谱

说明：图中每个最小格子的长和宽均代表实际长度 1 cm。

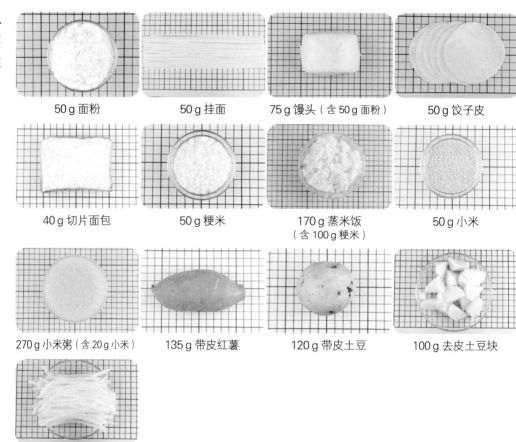

50 g 面粉　　　　50 g 挂面　　　　75 g 馒头（含 50 g 面粉）　　　　50 g 饺子皮

40 g 切片面包　　　50 g 粳米　　　170 g 蒸米饭（含 100 g 粳米）　　　50 g 小米

270 g 小米粥（含 20 g 小米）　　135 g 带皮红薯　　120 g 带皮土豆　　100 g 去皮土豆块

100 g 土豆丝

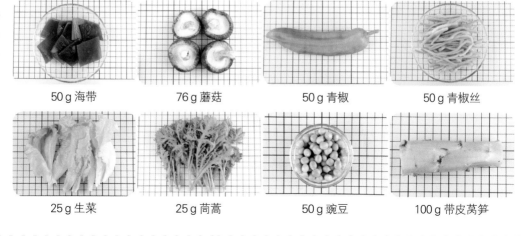

50 g 海带　　　76 g 蘑菇　　　50 g 青椒　　　50 g 青椒丝

25 g 生菜　　　25 g 茼蒿　　　50 g 豌豆　　　100 g 带皮莴笋

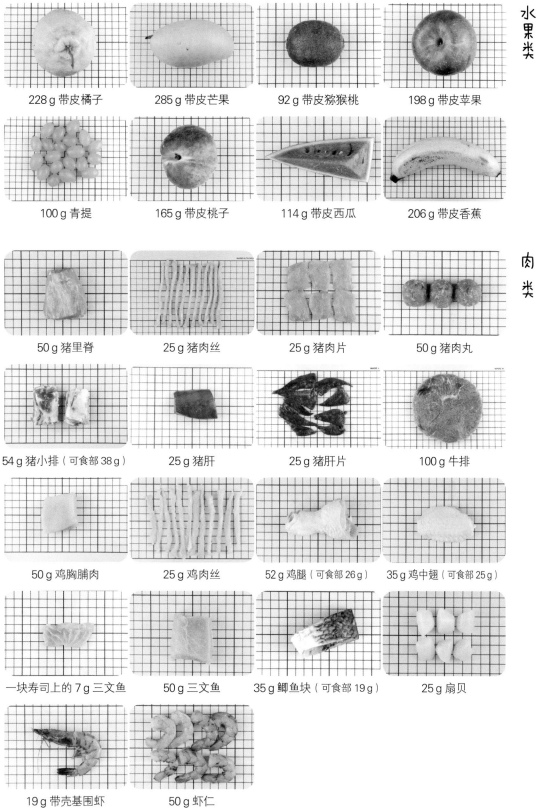

水果类

228 g 带皮橘子

285 g 带皮芒果

92 g 带皮猕猴桃

198 g 带皮苹果

100 g 青提

165 g 带皮桃子

114 g 带皮西瓜

206 g 带皮香蕉

肉类

50 g 猪里脊

25 g 猪肉丝

25 g 猪肉片

50 g 猪肉丸

54 g 猪小排（可食部 38 g）

25 g 猪肝

25 g 猪肝片

100 g 牛排

50 g 鸡胸脯肉

25 g 鸡肉丝

52 g 鸡腿（可食部 26 g）

35 g 鸡中翅（可食部 25 g）

一块寿司上的 7 g 三文鱼

50 g 三文鱼

35 g 鲫鱼块（可食部 19 g）

25 g 扇贝

19 g 带壳基围虾
（可食部 12 g）

50 g 虾仁

177

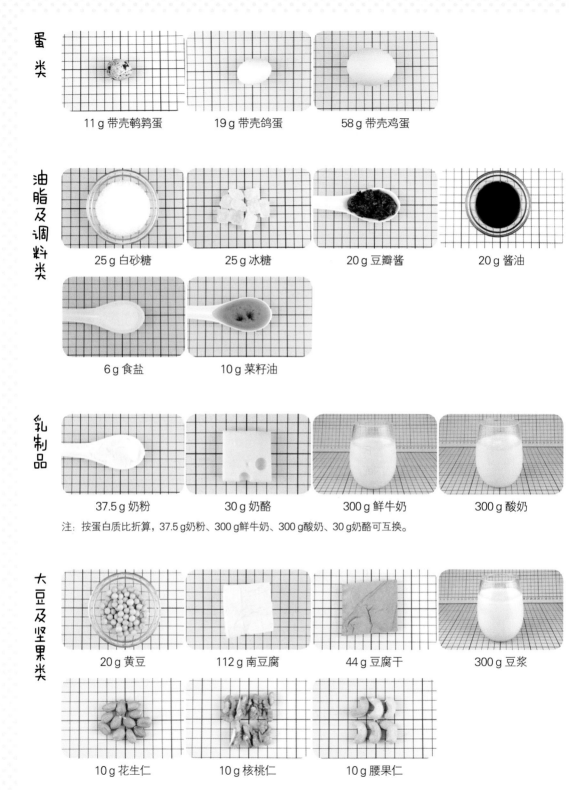

蛋类

11 g 带壳鹌鹑蛋 19 g 带壳鸽蛋 58 g 带壳鸡蛋

油脂及调料类

25 g 白砂糖 25 g 冰糖 20 g 豆瓣酱 20 g 酱油

6 g 食盐 10 g 菜籽油

乳制品

37.5 g 奶粉 30 g 奶酪 300 g 鲜牛奶 300 g 酸奶

注：按蛋白质比折算，37.5 g奶粉、300 g鲜牛奶、300 g酸奶、30 g奶酪可互换。

大豆及坚果类

20 g 黄豆 112 g 南豆腐 44 g 豆腐干 300 g 豆浆

10 g 花生仁 10 g 核桃仁 10 g 腰果仁

参考文献

［1］范志红. 范志红详解孕产妇饮食营养全书［M］. 北京：化学工业出版社，2017.

［2］中国营养学会. 中国居民膳食指南2016［M］. 北京：人民卫生出版社，2016：33-43.

［3］曾果. 营养与疾病［M］. 成都：四川大学出版社，2017.

［4］中华医学会麻醉学分会. 中国麻醉学指南与专家共识（2014）［M］. 北京：人民卫生出版社，2014.

［5］中国营养学会. 中国居民膳食营养素参考摄入量（2013）［M］. 北京：科学出版社，2014.

［6］杨月欣，王光亚，潘兴昌. 中国食物成分表［M］. 北京：北京大学医学出版社，2009.

［7］Inhorn MC. Patrizio P. Infertility around the globe：New thinking on gender，reproductive technologies and global movements in the 21st century［J］. Hum. Reprod. Update，2015，21：411-426.

［8］Roberta F，Sara DT. The Deep Correlation between Energy Metabolism and Reproduction：A View on the Effects of Nutrition for Women Fertility［J］. Nutrients，2016，8：87.

［9］Susie L，et al. A Nutrition Screening Form for Female Infertility Patients ［J］. Canadian Journal of Dietetic Practice and Research，2014，75（4）：195-201.

［10］Erica S，Domenica L，Raffaele P. Nutrition and Female Fertility：An Interdependent Correlation［J］. Frontiers in Endocrinology，2019，6（10）：344-347.

［11］吴月莲. 女性营养与生殖健康［J］. 中国医学文摘，2007，16（2）：113-115.

［12］王丽，于燕，李文清. 体重异常与女性不孕［J］. 中医临床研究，2014，6（2）：136-138.

［13］Lash MM，Armstrong A.Impact of obesity on women's health［J］. Fertil Steril，2009，91（5）：1712-1716.

［14］徐鸿毅，张昌军，罗清. 43例IVF-ET中不同因素卵巢过度刺激患者耐受程度分析［J］. 西部医学，2011，6（23）：1111-1114.

［15］秀梅，乔杰. 肥胖患者辅助生殖技术治疗［J］. 实用妇产科杂志，2011，27（5）：329-330.

［16］陈巧莉，叶虹，裴莉. 多囊卵巢综合征患者IVF-ET达因35预处理分析［J］. 生殖与避孕，2010，10（10）：710-712.

［17］刘海鹏，贺平，陈艺. 体重指数对体外受精-胚胎移植治疗结局的影响分析［J］. 生殖医学杂志，2013，5（22）：324-328.

［18］陈露露，刘杰，康喻等. 孕前体质量指数及孕期增长与母婴结局的关系［J］. 重庆医学，2014，43（10）：1178-1180.

［19］中国超重/肥胖医学营养治疗专家共识编写委员会. 中国超重／肥胖医学营养治疗专家

共识（2016年版）[J].中华糖尿病杂志，2016，8（9）：525-540.

[20] Heymsfield SB, Wadden TA.Mechanisms, Pathophysiology, and Management of obesity [J].N Engl J Med, 2017, 376（3）：254-266.

[21] 何丹，刘维娜，李军.女性不孕症环境危险因素的病例对照研究[J].环境与健康杂志，2013，11（30）：999-1002.

[22] Sandro LV, Rosita AC, Giancarlo Balercia. Does alcohol have any effect on male reproductive function? A review of literature [J].Asian Journal of Andrology, 2013, 15：221-225.

[23] Dechanet C, Brunet C, Anahory T. Effects of cigarette smoking on embryo implantation and placentation and analysis of factors interfering with cigarette smoke effects（Part II）[J].Gynecol Obstet Fertil, 2011, 39（10）：567-574.

[24] 甘德坤，焦力，朴文花.环境香烟烟雾对非吸烟人群健康影响研究进展[J].环境与健康杂志，2000，17（2）：125-128.

[25] Wilcox A, Weinberg C, Baird D. Caffeinated beverages and decreased fertility [J].Lancet, 1988, 2：1453-1456.

[26] Hollins MC. Higher coffee intake in pregnancy linked to prolonged gestation, and higher caffeine intake linked with babies being small for gestational age [J].Evid Based Nurs, 2014, 17（4）：106.

[27] Thais MD, Felipe LT, Helio CG. Caffeine Intake during Pregnancy：What Are the Real Evidences? [J].Journal of Pharmacy and Pharmacology, 2017, 5：249-260.

[28] 杨慕坤，白文佩.咖啡因与妊娠相关不良事件的关系[J].中国全科医学，2017，1（20）：366-368.

[29] 朱易，汪敏，田锐花等.烟熏肉制品的危害及控制[J].肉类研究，2011，25（12）：44-47.

[30] 李瑞华.浅析膨化食品的安全性与营养性[J].生命科学与农业科学，2013，4：189-191.

[31] 杨萍，张丹，陈丽.不良环境因素对卵巢功能早衰的影响[J].中华妇幼临床医学杂志，2015，11（2）：43-45.

[32] 肖爱娇.运动与生殖内分泌[J].实用临床医学，2006，7（11）：193-195.

[33] 周飞京，董悦芝.不孕女性心理压力对体外受精-胚胎移植妊娠结局的影响[J].医学与哲学，2015，36（9）：59-61.

[34] 围受孕期增补叶酸预防神经管缺陷指南工作组.围受孕期增补叶酸预防神经管缺陷指南（2017）[J].中国生育健康杂志，2017，28（5）：401-410.

[35] Villamor E, Rifas-Shiman SL, Gillman MW, et al. Maternal Intake of Methyl-Donor Nutrients and Child Cognition at 3 Years of Age [J].Paediatr Perinat Epidemiol, 2012, 26（4）：328-335.

[36] Chatzi L, Papadopoulou E, Koutra K, et al. Effect of high doses of folic acid

supplementation in early pregnancy on child neurodevelopment at 18 months of age：the mother–child cohort 'Rhea' study in Crete, Greece［J］. Public Health Nutr, 2012, 15（9）：1728–1736.

［37］Obican SG, Finnell RH, Mills JL, et al. Folic acid in early pregnancy：a public health success story［J］. FASEB J, 2010, 24（11）：4167–4174.

［38］胡晓吟，陈蓉. 围孕期补充叶酸的益处及疑惑［J］.中国妇幼健康研究, 2016（2）：276–278.

［39］中国儿童、孕妇、育龄妇女铁缺乏症流行病学调查协作组. 中国孕妇、育龄妇女铁缺乏症患病率调查［J］.中华血液学杂志, 2004, 25（11）：653–657.

［40］王秋伟，黄瑞萍，朱自强等. 不同孕期甲状腺激素水平的纵向序贯研究［J］.中华检验医学杂志, 2011, 34（1）：36–38.

［41］林向东，任萍，邹冬梅. 孕妇不同孕期碘营养状况调查分析［J］. 实验与检验医学, 2011, 29（4）：435–436.

［42］王兴国.胃病患者盲目忌口没有必要［J］.中外女性健康月刊, 2012（12）：17–17.

［43］胡懿娉.浅谈慢性胃炎的防治与保健［J］.当代医学, 2012, 18（5）：158–159.

［44］李喆，魏满霞，杨丽丽等. 多囊卵巢综合征临床多态性及远期并发症的研究进展［J］.安徽医学, 2014（5）：699–701.

［45］连方，李婷婷.多囊卵巢综合症与生育障碍［J］.中国中西医结合杂志, 2009, 29（7）：669–672.

［46］McCook JG, Reame NE, Thatcher SS. Health–related quality of life issues in women with polycystic ovary syndrome［J］. J Obetet Gynecol Neonatal Nurs, 2005, 34（1）：12–20.

［47］夏道宗，钟怡平. 痛风的营养与饮食疗法研究进展［J］. 浙江中医药大学学报, 2012, 36（11）：1249–1251.

［48］付苗苗，黄社章. 痛风患者的膳食营养防治［J］. 中国食物与营养, 2014, 20（9）：87–89.

［49］张海燕.DASH饮食对血压的影响［J］.心血管病学进展, 2006, 27（6）：710–711.

［50］李希民. 食物疗法干预亚健康失眠的疗效观察［J］. 现代预防医学, 2012, 39（14）：3513–3514.

［51］翟礼萍，曾南. 抑郁症与营养素的关系［J］. 神经疾病与精神卫生, 2007, 7（1）：58–60.

［52］张美花，杨彩荣. 浅谈抑郁症及其膳食营养搭配［J］. 医学信息, 2015, 28（2）：295–296.

［53］杜宁娜，谈勇，包正英. 卵巢过度刺激综合征相关因素分析及中西医结合护理体会［J］.中国医药导报, 2013, 10（33）：144–146.

［54］姜蕾，郝桂敏，许欣. 体外受精–胚胎移植术后并发卵巢过度刺激综合征的病例分析［J］.国际生殖健康/计划生育杂志, 2019, 38（2）：124–126.

［55］钟兴明，朱国平，殷凤宜. 卵巢过度刺激综合征的临床因素分析［J］. 中国妇幼保健，2007，22：5015-5015.

［56］朱芝玲，归绥琪，娄水根. 136例中、重度卵巢过度刺激综合征临床病例分析［J］. 复旦学报，2009，36（6）：764-766.

［57］中华医学会外科学分会，中华医学会麻醉学分会. 加速康复外科中国专家共识及路径管理指南（2018版）［J］. 中国实用外科杂志，2018，38（1）：2.

［58］Lambers MJ，Lambalk CB，Schats R，et al. Ultrasonographic evidence that bed rest after embryo transfer is useless［J］. Gynecol Obstet Invest，2009，68（2）：122-126.

［59］张文，房玉英，姜振华. 体外受精-胚胎移植后立即离院对妊娠结局的影响［J］. 齐鲁护理杂志，2015，21（24）：37-39.

［60］蔡美燕，孙小玲. 体外受精-胚胎移植术后卧床休息时间对妊娠结局的影响［J］. 中华妇幼临床医学杂志，2017，13（1）：84-88.

［61］傅苗风，王海娜. 孕晚期孕妇体质量增长过快对孕期并发症及母婴结局的影响［J］. 现代实用医学，2019，31（4）：523-525.

［62］Dong JY，Qin LQ. Soy isoflavones consumption and risk of breast cancer incidence or recurrence：a meta-analysis of prospective studies［J］. Breast Cancer Res Treat，125（2）：315-323.

［63］刘冬英，谢剑锋，方少瑛. 榴莲的营养成分分析［J］. 广东微量元素科学，2004，11（10）：57-59.